JOÃO FÁBIO MORAIS

Stella
Estrela

**EDITORA
Labrador**

Copyright © 2022 de João Fábio Morais
Todos os direitos desta edição reservados à Editora Labrador.

Coordenação editorial
Pamela Oliveira

Assistência editorial
Leticia Oliveira

Projeto gráfico, diagramação e capa
Amanda Chagas

Preparação de texto
Larissa Robbi Ribeiro

Revisão
Carla Sacrato
Márcio José Celestino Faria
Ricardo Garrido

Imagem da capa e miolo
Andrea Ebert

Dados Internacionais de Catalogação na Publicação (CIP)
Jéssica de Oliveira Molinari - CRB-8/9852

Morais, João Fábio
  Stella Estrela / João Fábio Morais. — São Paulo : Labrador, 2022.
  144 p.

  ISBN 978-65-5625-252-0

  1. Morais, Stella de – Biografia 2. Williams-Beuren, Síndrome de – Pacientes – Biografia I. Título

  22-2960   CDD 920.72

Índice para catálogo sistemático:
1. Morais, Stella de – Biografia

1ª reimpressão – 2022

EDITORA Labrador

Editora Labrador
Diretor editorial: Daniel Pinsky
Rua Dr. José Elias, 520 – Alto da Lapa
05083-030 – São Paulo/SP
+55 (11) 3641-7446
contato@editoralabrador.com.br
www.editoralabrador.com.br
facebook.com/editoralabrador
instagram.com/editoralabrador

A reprodução de qualquer parte desta obra é ilegal e configura uma apropriação indevida dos direitos intelectuais e patrimonlais do autor. A editora não é responsável pelo conteúdo deste livro. O autor conhece os fatos narrados, pelos quais é responsável, assim como se responsabiliza pelos juízos emitidos.

*Para Liz e Cecília, minhas filhas, na
intenção de que tenham sempre ao alcance
das mãos as histórias da Tia Stella.*

*Para Thais, minha eterna namorada, sem cujo apoio
incondicional este livro jamais teria sido escrito.*

*Para minha mãe, Nina, exemplo de garra e
perseverança e com quem aprendi que o amor
é capaz de redefinir a trajetória de alguém.*

SUMÁRIO

PREFÁCIO — 6	9. TIRA ESSE BARULHO DAQUI, MÃE! — 82
VOU DE TÁXI — 11	Na imigração — 90
1. ANTES DELA — 15	10. ZÉ MARIÍNHA — 93
2. ONZE DIAS — 22	Pinga ni mim! — 99
3. ENFIM, CASA — 27	11. A CAÇULA — 102
Descarga — 35	Amarelou — 110
4. RIBEIRÃO PRETO — 37	12. NÓS 3 — 112
Bala perdida — 46	Stella Estrela — 119
	Homem tem pipi — 122
5. SUMIÇO — 47	13. O LAÇO MAIS FORTE — 124
Leite não! — 53	Na audiência — 130
6. UM PÉ LÁ, OUTRO CÁ — 55	14. EPÍLOGO — 134
A prima — 64	AGRADECIMENTOS — 141
7. DONA CECÍLIA — 66	ÁRVORES GENEALÓGICAS — 142
Vaca preta — 72	
8. MUDANÇA PARA FURNAS — 73	
Tudo sob controle — 80	

PREFÁCIO

Foi em uma viagem de Uber entre o apartamento em que moro em San Diego (Califórnia, Estados Unidos) e a estação ferroviária daquela cidade que a motorista, imigrante de origem iraquiana, me perguntou o significado do meu nome. Surpresa com minha dificuldade em responder à pergunta, ela me explicou que, na cultura persa, a escolha do nome de uma pessoa é coisa séria e poética, pois pode influenciar fortemente a sua vida. O nome dela significava *orvalho* e ela confirmou que sua personalidade era marcada por características como a brandura e a resiliência daquelas gotículas que costumam ir embora com o nascer do dia, mas que insistem em ressurgir na noite seguinte. Ao ler o título deste livro escrito pelo meu querido primo João Fábio, esta história me veio à memória e pensei o quão acertada foi a escolha do nome *Stella* assim como a do título desta publicação. De fato, a personagem principal deste livro é uma *estrela*, que iluminou e permanece jogando luz sobre as nossas sensibilidades quanto às ricas diversidades humanas e quanto ao sentido profundo do ato de amar.

Stella Estrela conta a trajetória dos trinta e nove anos de vida de Stella de Morais, nascida com a chamada Síndrome de Williams-Beuren, e compartilha histórias felizes e também desafiadoras dos caminhos de pessoas com deficiência e suas famílias. Irmão de Stella, o autor relata desde o momento da constituição de sua família, anteriormente ao nascimento dela, até o dia em que Stella "virou uma estrela de verdade". Diferentemente da maioria das abordagens acadêmicas ou médicas sobre a condição da síndrome, este livro oferece uma perspectiva humanizada do cotidiano da Stella e de suas relações com a família, os amigos, a comunidade em que viveu e os profissionais de saúde e educação. As histórias trazidas nesta obra parecem permitir ao leitor saber da voz e do pensamento da personagem principal, que, como tantas outras pessoas com deficiência, são frequentemente abordadas como sujeitos de análise da perspectiva médica e científica, mas raramente têm espaço para que suas emoções e suas experiências vividas sejam destacadas.

Ao começar a leitura, logo soube que este é daqueles livros "de ler em uma sentada". Embora tenha começado tarde da noite, não consegui parar até terminar. A estrutura dos capítulos se alterna entre a narrativa da história da Teca, como costumamos chamá-la, e o relato de causos cheios de humor e emoção protagonizados por ela ao longo da vida. Cantar uma de suas canções favoritas quando internada na UTI do hospital, fazendo com que ela e outros pacientes gargalhassem, ou soltar logo uma convicta afirmação supostamente em inglês ao ouvir uma conversa naquele idioma pela primeira vez são apenas duas das muitas histórias originadas da autenticidade e do espírito livre da Teca que foram relatadas neste livro. Como é frequente entre as pessoas com a Síndrome de Williams, desde criança, Stella gostava muito de conversar com adultos, confiando mesmo em desconhecidos, e possuía uma carga de "bom humor irresistível, com uma boa dose de rabugice" e de afeto verdadeiro que renderam situações ora surpreendentes, ora engraçadas e belas, como as muitas aqui retratadas.

Tendo convivido com minha prima Stella e sua família, sei que o privilégio de experienciar o brilho dessa estrela foi concomitante a dificuldades que exigiram esforços importantes dela e de sua família. Não me refiro apenas aos desafios específicos impostos à Stella pela síndrome, mas também àqueles decorrentes do despreparo de nossa sociedade em proporcionar às pessoas com deficiência e às suas famílias os recursos, a estrutura e o acolhimento que as diferenças entre os seres humanos requerem. O capítulo 4 ilustra esse despreparo quando relata a recusa por uma escola regular em manter a matrícula da Stella e outras crianças com deficiência após a reclamação de outros pais. Entre outros aspectos, esta publicação também nos faz refletir sobre o quanto nossas escolas, nossos profissionais de saúde, nossos vizinhos, nossas famílias e nós mesmos poderíamos contribuir de modo a facilitar, em vez de dificultar, a vida das pessoas com deficiência e de suas famílias.

Porém, vi com meus olhos e pude sentir novamente ao ler este livro: a despeito de todos os desafios e sem aviso prévio ou curso preparatório para receber uma filha especial, o amor e a crença profunda no potencial do ser humano foram suficientes para que seus pais proporcionassem o suporte de que a Stella precisava. A persistência de seu pai José Maria em tentar quantas vezes fossem necessárias até que a Stella aprendesse a andar de bicicleta é apenas um exemplo dos esforços que garantiram toda a autonomia possível a ela. Ver seu irmão João Fábio escrevendo este livro e sua irmã caçula Marina se formando em odontologia – a paixão maior da Teca – são apenas desfechos esperados da relação que construíram com ela. Ao mesmo tempo, as histórias das páginas seguintes deixam claro o quanto a Stella ensinou quem esteve perto a enxergar as pequenas e as grandes coisas de uma forma diferente, sempre surpreendente. Sua visão de mundo ampliou a nossa e foi (e é) necessária para entendermos melhor as relações humanas e as nossas múltiplas formas de inteligência e sensibilidade.

De fato, um aspecto emocionante de *Stella Estrela* é a relação entre a protagonista do livro e sua mãe, minha amada tia Nina. A sua dedicação a incluir a Stella em escolas regulares, a lhe proporcionar suporte dos mais diversos profissionais da saúde, a levá-la a conhecer os lugares pelos quais tinha paixão – até à Nasa ela foi! – nos mostraram o sentido da palavra inclusão e do respeito à diversidade antes que isso fosse pauta mais disseminada na pedagogia contemporânea. Stella também demonstrou amor, cumplicidade e conexão que certamente preencheram sentimentos e sensibilidades de sua mãe que poucas pessoas têm o privilégio de acessar. Os intensos e fortes laços entre as duas são realmente especiais de se ver mesmo em relações entre mães e filhos.

Obrigada por nos deixar tantos legados, estrela Stella. Sua espontaneidade e tiradas geniais ficarão para sempre conosco. A segunda voz perfeita que você fazia nas canções de nossas reuniões familiares ressoará sempre forte e emocionada nos nossos ouvidos. Aquele abraço cruzando as mãos no próprio peito quando sentia saudades de alguém continuará nos inspirando a amar sem medo. E, agora, neste livro, suas experiências vão ganhar os corações e as mentes de muitas outras pessoas, que poderão te conhecer, aprender contigo, se divertir à beça e se emocionar com a sua história. Brilha muito! E para sempre!

__Aline Zero Soares__

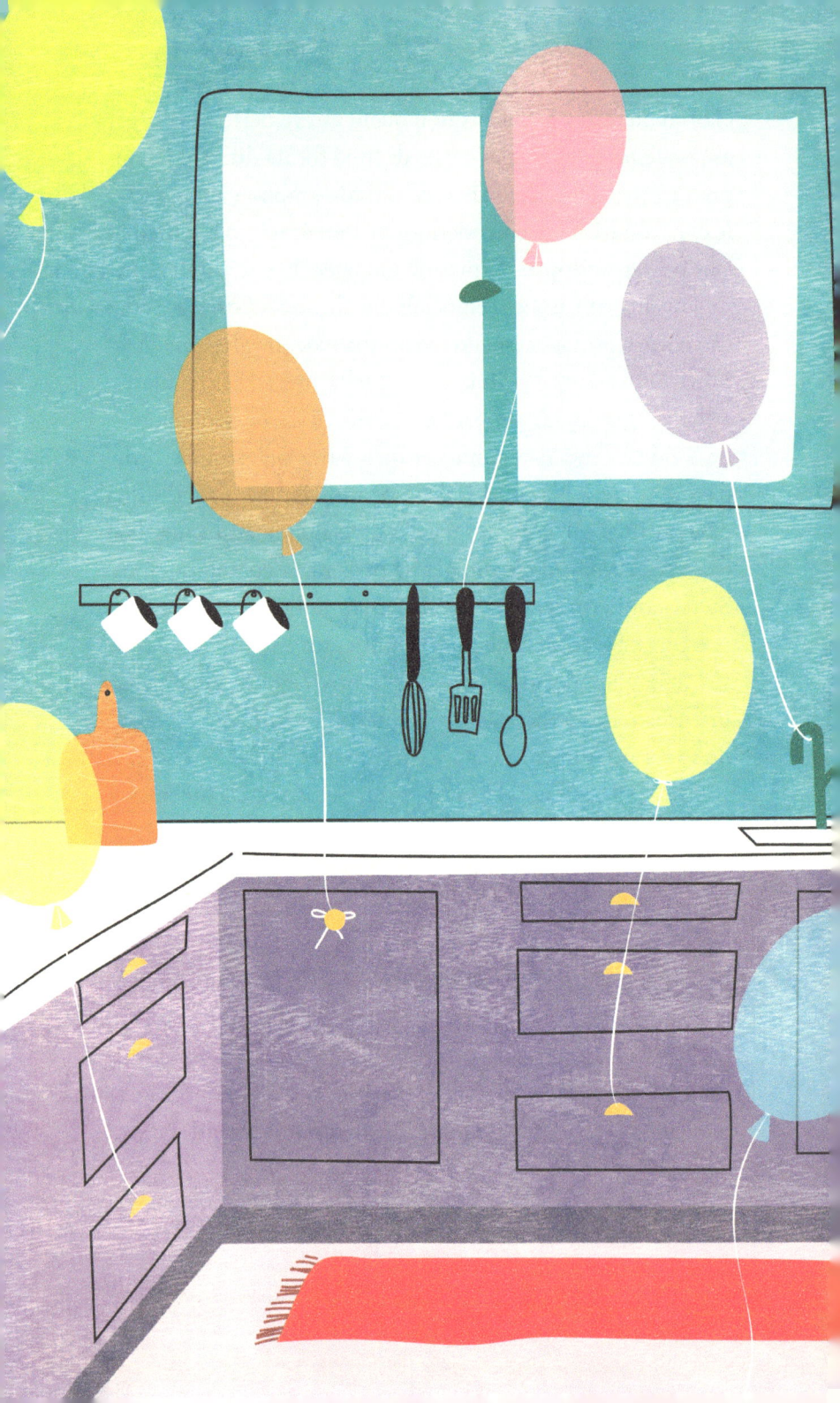

VOU DE TÁXI

Quando entrei na UTI Coronária da Santa Casa de Passos naquela noite, Stella já tinha jantado e dormia. Minha mãe cochilava na cadeira próxima à cama. Tinha passado as últimas 30 horas ao lado da minha irmã – ou seriam os últimos trinta e oito anos? Não se permitia acompanhante na UTI adulta, mas, depois de muita insistência, a direção do hospital abriu uma exceção. Afinal, embora a certidão de nascimento indicasse outra coisa, para todos os efeitos, Stella era uma criança.

Minha mãe atualizou-me sobre o quadro. Os primeiros exames mostraram uma pneumonia severa. O PCR estava altíssimo, indicando um processo inflamatório grave. A pressão arterial marcava 6x4. No monitor, mesmo com oxigênio administrado via cateter, o nível de oxigenação do sangue estava em 78%, quando o ideal seria variar entre 95 e 100%. Três dias antes, quando chegou ao hospital após um mal súbito, o oxímetro marcou 47%. Os médicos disseram que dificilmente uma pessoa comum sobreviveria com o sangue transportando tão pouco oxigênio. Mas Stella tinha uma capacidade ímpar de superar limites.

Depois que minha mãe foi embora, fiquei um tempo observando minha irmã dormir. Além do cateter de oxigênio no nariz, recebia, pelo acesso do braço, soro e um antibiótico para combater a pneumonia. Havia eletrodos por todo o corpo para aferir os sinais vitais. Ela tinha um sono agitado. As pontas dos dedos das mãos tremelicavam quase sem parar. Em alguns momentos o corpo inteiro tremia bruscamente, como se tivesse recebido uma descarga elétrica, mas as enfermeiras diziam que provavelmente era só um pesadelo ou um efeito da medicação.

Acordou cerca de uma hora depois que eu tinha chegado e não escondeu a frustração em ver que não era minha mãe de acompanhante. Depois, resignada, fez as perguntas de praxe: "Cadê a Thais?", "Que dia que eu vou embora pra casa?", "Posso tirar isso aqui?" – apontando para o acesso no braço –, "O que que eles fazem no Japão?".

Dali a um tempo quis ir ao banheiro. A enfermeira, com jeitinho, explicou para Stella que ela não podia se levantar, mas que era só fazer xixi ali mesmo na fralda. "Eu não preciso usar fralda!", ela retrucou contrariada. E de fato não sujou nenhuma durante todo o tempo em que esteve internada. Só se aliviava quando as enfermeiras traziam uma comadre.

Minha mãe, meu pai, minha irmã Marina e eu nos revezávamos no hospital e nos municiávamos de todos os recursos para que a internação fosse o menos angustiante possível para a Stella. Levávamos, no celular, vídeos gravados pelos primos, primas, tios e tias com mensagens de carinho. Ela adorava. Às vezes mandava beijo e fazia um tchauzinho para o aparelho; em outras punha uma mão sobre o peito e dizia baixinho "Saudade". Mostrávamos fotos da Xuxa, das Paquitas, da nave espacial Challenger, de bolos de chocolate, de brincos e chaveiros, de brigadeiros – das mais variadas (e inusitadas) coisas de que ela gostava.

De vez em quando, eu buscava na Wikipédia o perfil de um dos Menudos para contar a ela: "Robby Rosa ingressou no grupo em fevereiro de 1984". "Rick Martin iniciou a carreira artística aos oito anos de idade". Para qualquer fato que eu lia sobre quem quer que fosse, a reação da Stella era invariavelmente perguntar: "E depois?". E então eu tinha que seguir contando a história da pessoa até um desfecho que a satisfizesse.

Naquela noite, ela me pediu para ver Angélica. Olhei em volta. Havia outros cinco pacientes na UTI – todos idosos com graves problemas cardíacos. Ninguém estava dormindo, mas, exceto pelo ruído intermitente dos aparelhos, a sala estava quieta. Atrás de um balcão, no outro canto da UTI, duas enfermeiras preenchiam seus relatórios.

Procurei rapidamente no YouTube e achei um clipe de "Vou de Táxi". Coloquei no volume mínimo, fazendo uma concha com a mão no fundo do celular para que Stella conseguisse ouvir. Aparece então a Angélica novinha cantando "Pela janela do meu quarto, ouço a buzina…". Conferi mais uma vez a sala, mas as enfermeiras continuavam compenetradas e os pacientes ou não escutavam ou não se incomodavam com o som. Tranquilizei-me.

"O seu beijo foi pra lá de bom" – o clipe seguia e Stella observava atentamente, mas sem esboçar qualquer reação. Qual o quê! Quando a bateria e o teclado anunciaram o refrão, num átimo de segundo, ela se ajeitou na cama e cantou no mais alto volume: "VOU DE TÁXI, CÊ SABE…". O falsete agudo e super afinado ecoou pela sala. Num misto de incredulidade e pânico, quase derrubei o celular no chão. Fiquei só esperando a bronca das enfermeiras, mas para minha surpresa e alívio a UTI inteira caiu na gargalhada. O senhor deitado ao lado riu de quase se engasgar e Stella se divertiu com a reação de todos. Refeito do susto, relaxei e ri junto sem conseguir entender de onde minha irmã tinha tirado forças para cantar daquela forma.

Cerca de dez dias depois, ela surpreendeu a todos mais uma vez. A pneumonia cessou, a condição cardíaca melhorou um pouco e ela recebeu alta. Foi embora para casa, não de táxi, mas na ambulância da prefeitura, após dezessete dias de internação.

Quando descemos a maca e carregamos a Stella até a cozinha de casa, ela, ainda bastante atordoada, percebeu os balões coloridos que tínhamos espalhado para recepcioná-la.

Abriu um sorriso imenso – daqueles típicos dela, que a gente fecha os olhos e consegue se lembrar – e suspirou:

– Ai, minha casa!

ANTES DELA

Se você, caro(a) leitor(a), abrir agora seu site de busca e procurar por fatos importantes que ocorreram no ano de 1977, provavelmente encontrará nos resultados menções ao fechamento do Congresso Nacional pelo regime militar, ao lançamento do primeiro filme da trilogia *Star Wars*, à aposentadoria do rei Pelé.

Mas o evento que transformou completamente e para sempre a nossa família, embora também tenha ocorrido naquele ano, não aparece no Google: o nascimento da Stella, minha irmã mais velha, no dia 15 de julho.

Porém, para contar a história dela, é preciso retroceder mais alguns anos, até 1969, quando meus pais se conheceram, cursando a oitava série na escola estadual de Estreito, uma vila residencial, no interior de São Paulo, construída para abrigar os funcionários da Furnas Centrais Elétricas.

Meu pai morava em Estreito porque meu avô era funcionário da empresa e minha mãe vivia a uns dez quilômetros dali, no sítio do Alto Lajeado, com os pais e os três irmãos.

O ensino na vila ia só até a oitava série. Quem pretendia continuar os estudos tinha que se deslocar até Franca, a cidade grande mais próxima. Era um passo natural para os adolescentes do acampamento, como meu pai, mas, para quem morava na roça, estudar até a oitava série já era tempo demais fora da labuta. Minha avó materna teve que gastar um bocado de saliva para convencer meu avô de que os filhos teriam um futuro melhor na caneta do que na enxada. Foi assim que meus pais passaram a tomar diariamente o ônibus que levava os estudantes de Estreito a Franca e, nessas idas e vindas, começaram a namorar.

Minha mãe cursava o ensino médio em um colégio estadual e meu pai fazia escola técnica industrial. No finalzinho do terceiro ano, minha mãe mudou-se para Franca com os irmãos e começou a trabalhar no setor de raio X do Hospital Regional. Os quatro, menores de idade – minha mãe com dezesseis e meus tios com quinze, catorze e doze anos –, passaram a morar sozinhos, numa pequena casa de fundos num bairro próximo ao centro da cidade. A ideia de quatro adolescentes morando sozinhos numa cidade grande pode parecer surreal nos dias de hoje, mas, na época, foi a única forma que meus avós encontraram para que os filhos continuassem estudando.

Minha mãe trabalhava o dia todo no hospital, estudava à noite e ajudava nos afazeres domésticos. Ela acabou o ensino médio e começou a cursar Física na Fundação Pestallozzi, mais tarde incorporada pela Unifran, e meu pai, já então técnico em eletricidade, começou o curso superior de tecnólogo na mesma universidade.

Em dezembro de 1975 se casaram. Meu pai tinha se formado naquele ano e passado em um concurso de Furnas; minha mãe ainda tinha mais um ano de faculdade pela frente.

Decidiram morar em Estreito. Furnas era proprietária das cerca de 300 casas da vila e as cedia em comodato aos empregados casados pelo tempo em que permanecessem na empresa – os solteiros moravam no hotel. Antes do casamento, meu pai foi até a direção da empresa e, ao anunciar as núpcias, a companhia destinou a ele uma casa no início da Rua Peixoto, na chamada Vila de Cima.

O imóvel, com terreno de quase 3.000 metros quadrados, começava no nível da rua, tinha um declive acentuado e, bem lá embaixo, uma casinha branca com janelas amarelas. Não havia cerca ou muro, nem naquela propriedade, nem em nenhuma outra da vila. O acesso a Estreito era restrito aos funcionários da empresa e os únicos furtos de que se tinha notícia eram de frutas no pé.

No jardim dos meus pais, uma ameixeira ao lado da garagem fazia a alegria da criançada. Lá no alto, próximo à calçada, um flamboyant todo retorcido era cenário de incontáveis fotos. Nos fundos do terreno, meu pai construiu um quiosque com um tronco de eucalipto no centro e coberto de sapê, palco de muitos churrascos e rodas de violão. Era uma vida de gibi da Turma da Mônica.

No final de 1976, minha mãe descobriu que estava grávida. Não foi uma gravidez planejada – ela ainda cursava o quarto e último ano da faculdade –, mas meu pai recebia um bom salário, tinha plano médico e carro, e minha mãe já dava algumas aulas de Física na escola de Estreito e no curso técnico, ajudando, assim, com as despesas da casa. De forma que, passado o susto inicial, a notícia de um bebê a caminho foi muito comemorada. Além de primeiro filho, seria o primeiro neto dos meus avós maternos, Hoírcio e Cecília, o que aumentava ainda mais a expectativa por sua chegada.

Minha mãe fazia pré-natal no próprio hospital de Estreito, como era comum para as gestantes da vila. Quem atendia era o Dr. Luiz Boleli, médico responsável pela área obstétrica do hospital. A gravidez não teve nenhuma intercorrência até que, numa consulta de rotina, entre o sétimo e o oitavo mês, o obstetra achou que a barriga da minha mãe estava muito pequena. Disse que o tamanho continuava o mesmo do mês anterior e que, provavelmente, o bebê não estava crescendo no ritmo correto. Não havia ultrassom no hospital. Na realidade, a ultrassonografia era ainda bastante incipiente no Brasil. O primeiro aparelho tinha chegado ao país em 1973 e, fora dos grandes centros, eram uma raridade.

Sem um exame conclusivo sobre a saúde do bebê, os últimos dois meses de gestação foram de sentimentos antagônicos. Meus pais curtiam a gravidez e ansiavam pela chegada do primogênito. Meu pai, José Maria, viajava muito a trabalho – chegava a ficar vinte dias fora de casa prestando serviço em outras usinas de Furnas –, mas, quando estavam juntos, faziam muitos planos para a vida a três. O quarto do bebê já estava pronto, com cortinas de voal instaladas por uma empresa de Franca. Minha mãe pintou à mão os lençóis, fronhas e toalhinhas com motivos de camponesas. E o berço, todo enfeitado, aguardava o novo morador.

Estavam muito felizes, mas também havia alguma angústia porque as semanas iam passando e as mudanças na silhueta eram anormalmente sutis. Meus pais não estavam apavorados, mas, evidentemente, aquilo trazia certa preocupação, que meu pai manifestou mais de uma vez a algumas pessoas próximas. Minha mãe ficava mais calada e pensativa.

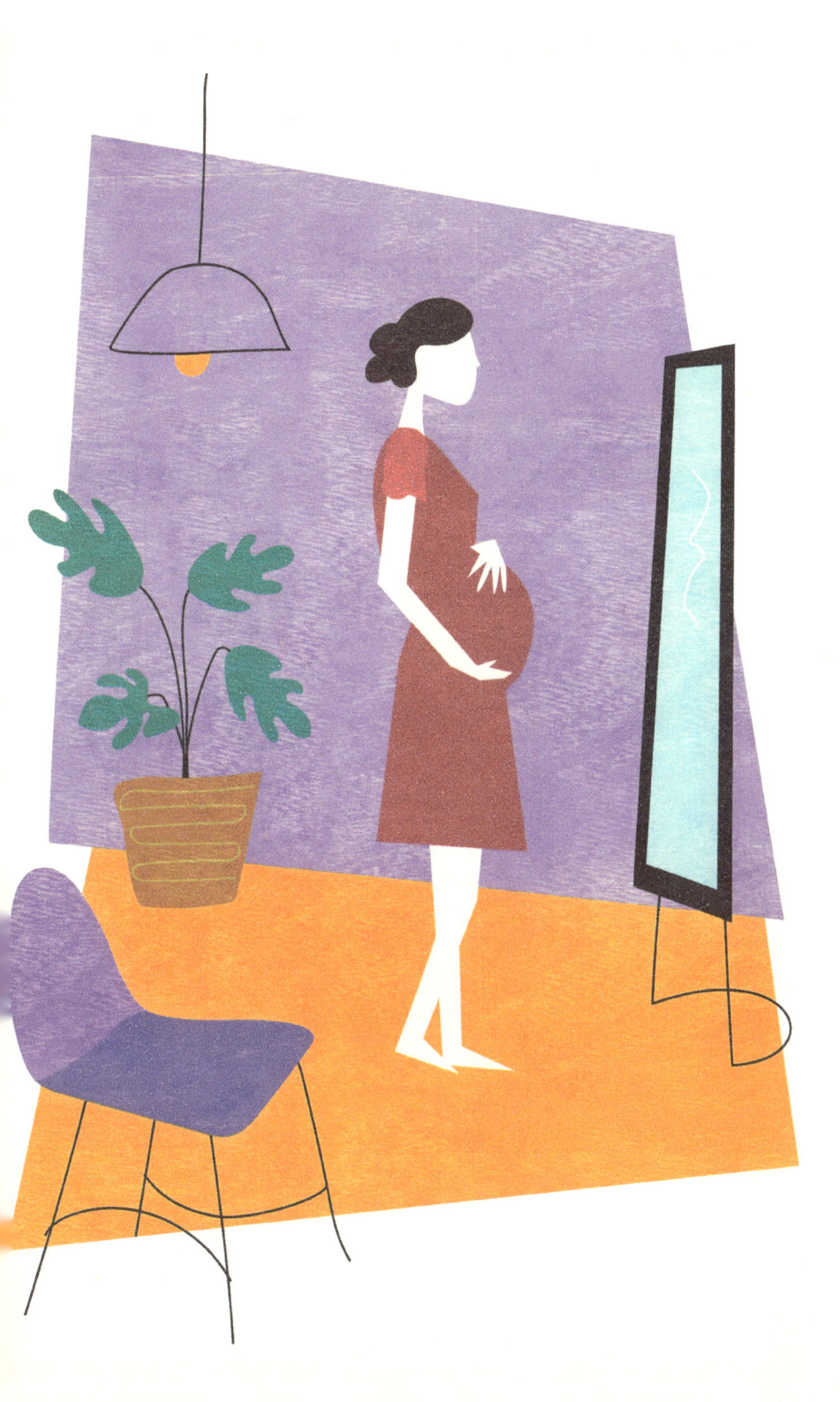

2

ONZE DIAS

Quando minha mãe já se aproximava das quarenta semanas de gestação, o Dr. Luiz, diante da manutenção do quadro de baixo ganho de peso, levantou a hipótese de sofrimento fetal e, por isso, optou pela cesárea. O parto foi agendado para o dia 15 de julho às 9 horas, no próprio hospital de Estreito.

Amanheceu uma sexta-feira sisuda e gelada. O obstetra estava acompanhado naquele dia do pediatra Edson Apolinário. Levaram minha mãe para o centro cirúrgico e meu pai ficou sozinho, aguardando no corredor do hospital. Cerca de uma hora depois, ele percebeu uma movimentação atípica no hospital; um vai e vem de enfermeiros atabalhoados. Interpelou uma enfermeira que se limitou a dizer que o médico viria logo para dar informações.

Só muitos e aflitivos minutos mais tarde é que o pediatra foi ao encontro do meu pai:

– Parabéns, Zé Maria. É uma menininha! A Nina disse que o nome dela será Stella, não é?

– Isso, doutor. E está tudo bem com ela?

Dr. Edson então contou que minha irmã nascera muito pequena e que tinha tido uma convulsão logo após o parto. Relatou que a placenta estava tão calcificada que, ao dispensá-la na cuba metálica do centro cirúrgico, ouviu-se um baque seco. Com a hipercalcificação, os níveis de oxigênio e nutrientes que chegaram à Stella no útero tinham sido menores que os necessários para o seu desenvolvimento adequado.

O pediatra explicou que, por causa do crescimento uterino restrito, minha irmã tinha dificuldade de manter a temperatura do corpo constante e que precisaria ficar em uma incubadora neonatal da qual o hospital não dispunha. Ele já tinha contatado o Hospital São Lucas, em Ribeirão Preto, que estava pronto para recebê-la e designara uma ambulância para levá-la, que partiria o quanto antes.

Não houve tempo para a primeira mamada. Na verdade, minha mãe sequer pôde segurar no colo o bebê que aguardara por nove meses. Menos de uma hora após o parto, Stella, meu pai, uma enfermeira e todas as preces de minha mãe estavam embarcados numa ambulância a caminho de Ribeirão Preto. Tudo aconteceu de forma tão abrupta, que meu pai só teve tempo de ligar para a casa da mãe – minha avó Lourdes – e avisar que Stella tinha acabado de nascer, mas que teria que ser transferida. Minha tia Neiva, irmã caçula do meu pai, então com treze anos, correu todo o caminho da casa da minha avó até o hospital para ver a sobrinha, mas, quando chegou, a ambulância já tinha partido.

O motorista voava pelos pouco mais de 160 km que separam as duas cidades. A sirene ligada e o choro ininterrupto da minha irmã em certo momento se tornaram o mesmo som dentro da cabeça do meu pai. Para ele, a Stella parecia uma bebezinha saudável, embora minúscula. As mãos, a cabeça e o corpo eram muito menores do que ele supunha que deveriam ser. Ela nascera com 41 cm e apenas 2,1 kg.

Por causa da cesárea, minha mãe continuaria internada por alguns dias em Estreito. Então, no sábado pela manhã, meu pai levou a sogra – minha avó Cecília – para ficar com a neta no hospital.

No domingo, já estabilizada, Stella foi transferida da UTI neonatal para um quarto equipado com uma incubadora. Minha avó assistia aflita ao entra e sai de médicos, sem que nenhum deles soubesse dizer o que é que minha irmã tinha. Numa manhã, o pediatra Edgard Achê analisou o rosto dela e murmurou, sem muito tato: "Isso aqui está tudo errado". Ele observou que a ponte nasal da Stella, essa concavidade entre a testa e o nariz, era mais profunda que o normal. Ela tinha a ponta do nariz arrebitada e a íris estrelada. Todas essas características indicavam alguma doença sindrômica, mas não era nada que ele já tivesse visto antes.

Ela nasceu com o pé esquerdo torto e a equipe médica colocou uma bota ortopédica para corrigir o problema. Alimentavam-na com soros injetados na veia. Depois, passaram a ministrar fórmulas lácteas por meio de uma sonda.

A família toda estava apreensiva. Minha tia Toti, irmã da minha mãe, ligou tantas vezes para minha avó no hospital, que a diretora financeira da empresa em que trabalhava foi ter com ela uma conversa sobre o valor das ligações interurbanas. "Pode debitar do meu salário" – respondeu, sem pestanejar. Ao menos duas vezes por dia telefonava para ouvir da Dona Cecília que a situação continuava a mesma: os médicos sabiam que havia algo de errado, mas não conseguiam fechar um diagnóstico.

A equipe de outro pediatra, Dr. Luis Carlos Raya, fez dezenas de exames e detectou que havia algum problema no coração, mas as informações chegavam desencontradas e incompletas à minha avó.

Assim que recebeu alta, minha mãe foi para Ribeirão Preto tentar amamentar, mas Stella recusou o peito. Mesmo debilitada pela cirurgia, ela ainda retornaria pelo menos mais duas vezes para novas tentativas. Em vão: minha irmã não queria mamar – ou não conseguia.

Stella permaneceu onze dias no Hospital São Lucas. Os médicos entenderam que o período crítico tinha passado e que não havia razão para que continuasse internada. Teve alta, mas com muitas reticências. O Dr. Raya recomendou que meus pais procurassem um cardiologista para exames mais completos.

A viagem de volta para Estreito foi dramática. Stella chorou sem parar durante todo o caminho. A inexperiência também não ajudava. Minha mãe tinha vinte anos e meu pai vinte e três. Em alguns momentos, pensaram em dar meia-volta e retornar ao hospital, mas seguiram em frente, encorajados por minha avó.

Minha irmã, que nascera com 2,1 kg, perdera ainda mais peso nos dias de internação. Era um fiapo de vida de 1,9 kg, tão frágil quanto a convicção dos meus pais de que estavam à altura daquele desafio.

3
ENFIM, CASA

Quem visitou a Stella naqueles primeiros dias em Estreito conta que ela era tão pequenininha que caberia facilmente numa caixa de sapato. A cabeça era pouco maior que uma laranja.

Nos onze dias que Stella passou no hospital, o leite da minha mãe secou. Tentaram uma fórmula de Nanon – antecessor do Leite Nan –, mas minha irmã rejeitava a mamadeira. Só conseguiam amamentá-la se estivesse dormindo e fazê-la dormir não era tarefa fácil. Às vezes meus pais tinham que niná-la por horas.

Depois de alguns dias, conseguiram uma mãe de leite. Desde então, por meses, minha mãe dirigiu até a casa dela três vezes ao dia para que Stella mamasse.

Seguindo a recomendação dos médicos do São Lucas, meus pais marcaram uma consulta com um cardiologista muito conhecido na região. O Dr. Ronaldo Mandel atendeu-a em seu consultório em Franca, mas, diante das especificidades do caso, recomendou que meus pais a levassem ao Hospital da Beneficência Portuguesa em São Paulo, que, à época, possuía a melhor equipe de cardiologia pediátrica do país.

Meus pais ficaram muitos dias na casa de uma irmã da minha avó Cecília, em São Paulo, enquanto Stella fazia toda sorte de exames na Beneficência. Ela foi atendida pela equipe do Dr. Radi Macruz. Para um diagnóstico mais completo, ele decidiu submetê-la a um procedimento de cateterismo. O exame consiste na introdução de um tubo flexível extremamente fino na artéria da perna, que é conduzido até o coração. Por meio dele, são feitas injeções de contraste iodado e, assim, é possível verificar a existência de uma malformação ou qualquer alteração não confirmada por outros exames.

Com o resultado em mãos, o cardiologista explicou que Stella tinha uma cardiopatia congênita grave. Possuía comunicação interatrial, interventricular e hipoplasia dos ramos da artéria pulmonar.

De maneira simplificada, o coração humano é dividido em quatro câmaras, que são separadas por válvulas. O sangue entra pelo átrio direito, atravessa uma válvula chamada tricúspide e chega ao ventrículo direito, de onde é bombeado para o pulmão através da artéria pulmonar. No pulmão, o sangue é oxigenado e retorna ao coração, dessa vez chegando pelo átrio esquerdo. De lá, segue, através da válvula mitral, até o ventrículo esquerdo, sendo então bombeado para o resto do corpo.

O fluxo normal do coração é esse. Exceto pelas válvulas, essas quatro câmaras não se comunicam; as paredes que as separam são íntegras. Na Stella não. Havia aberturas tanto entre os ventrículos (comunicação interventricular), como entre os átrios (comunicação interatrial).

Essas comunicações anômalas podem gerar um fluxo excessivo de sangue para algumas partes do coração, o que, por sua vez, pode levar à dilatação do órgão e ao aumento progressivo da pressão na artéria pulmonar. Com o passar do tempo, essa pressão fica tão alta que o sangue procura um caminho mais fácil, um atalho, e, em vez de sair do ventrículo direito e seguir para o pulmão, segue direto para o ventrículo esquerdo, de forma que grande parte do sangue não passa pelo pulmão e não se oxigena adequadamente.

No caso da minha irmã, ainda havia o agravante da hipoplasia: os ramos pulmonares da Stella eram pouco desenvolvidos, tornando limitada a capacidade do pulmão de distribuir adequadamente o sangue por ele e de fazer as trocas gasosas.

Dr. Radi Macruz disse que não tinham descoberto a causa dos problemas cardíacos da Stella, mas explicou que a condição dela era progressiva e inoperável e que ela dificilmente passaria dos primeiros anos de vida; com sorte viveria até os três, quatro anos. Por meio dos meus pais, ele enviou uma carta para o Dr. Mandel, que seria quem a acompanharia mais de perto em Franca. Detalhou todo o quadro cardiológico da Stella e concluiu o relato com uma frase que, como uma cruz, meus pais carregariam para sempre: "Trata-se de um caso praticamente sem solução. Agora e talvez nunca se possa fazer algo por ela".

Eles voltaram devastados de São Paulo. Quando minha avó Lourdes abriu a porta de casa, meu pai se lançou para dentro da sala e a agarrou, chorando muito:

— A Stella não vai sobreviver. O médico disse que o coração dela vai crescer e que ela não vai passar dos quatro anos.

Pega de surpresa, minha avó manteve-se firme e, com a suavidade que lhe era peculiar, o confortou:

– Fique calmo, meu filho. Para Deus tudo é possível!

E com as bênçãos dos céus, mesmo com todas as adversidades, Stella foi se agarrando à vida com cada vez mais força. Era uma bebezinha cheia de personalidade. Sabia exatamente o que queria. Abria um sorriso largo quando meu pai cantava "Boi da cara preta" ao violão; ficava toda compenetrada ouvindo na caixinha de música "Para Elisa", de Beethoven – mais conhecida como a música do caminhão de gás. Passeava, no carrinho, de casa até o clube de Estreito. De biquíni colorido, ficava toda prosa no colo do meu pai, curtindo a piscina.

Houve um período em que Stella começou a chorar demais, muito além do habitual, que já era uma enormidade. Começava às seis da tarde e não parava mais. As noites eram terríveis – meus pais se revezavam embalando-a por horas, mas nada a acalmava. Custava a pegar no sono e, quando o fazia, era para despertar logo em seguida e começar tudo de novo.

Era evidente que havia um problema, mas meus pais não conseguiam descobrir o que a incomodava tanto. Levaram-na mais uma vez ao Hospital São Lucas. O Dr. Achê ouviu o relato dos meus pais e, num momento em que Stella estava chorando muito, tirou-lhe a roupinha e a fralda e percebeu uma pequena protuberância na virilha, entre o abdome e a coxa; era uma hérnia inguinal. Meus pais nunca tinham notado.

– É por isso que ela está chorando tanto – declarou o pediatra, satisfeito com a descoberta.

Ele pressionou levemente o nódulo até reposicioná-lo novamente na parede abdominal. "Ploc" e Stella parou de chorar imediatamente. Ele orientou meus pais a fazerem esse encaixe sempre que ela chorasse e pediu que observassem como evoluiria. Stella chorava, minha mãe ou meu pai faziam a manobra e ela se acalmava, até que a hérnia desapareceu sozinha, alguns meses depois.

Havia várias outras crianças da idade da Stella no acampamento de Estreito. Uma delas, filho de uma conhecida da minha mãe, um bebê lindo e muito esperto, às vésperas de completar um ano, teve uma desidratação comum e foi internado para tomar soro. Quando estava tomando o último frasco, o equipo desconectou-se da agulha. O enfermeiro o recolocou, provavelmente sem retirar uma bolha de ar que havia se formado. O garoto teve uma embolia gasosa e morreu quase instantaneamente. Foi uma comoção na vila.

Minha mãe sofreu intensamente essa morte. Ela sempre teve uma atitude muito otimista, apesar de todas as complicações de saúde da minha irmã, mas nesse episódio fraquejou. Stella era tão franzina, tão menor e mais vulnerável que aquele garoto, que o medo de a perder tomou-lhe o pensamento. Questionava-se se de alguma forma teria contribuído para os problemas de saúde da filha: poderia ter sofrido alguma exposição radiológica no tempo em que trabalhou como recepcionista no raio X do hospital? Uma dieta com remédio que fez antes de se casar, mesmo tendo sido com acompanhamento médico, poderia ter afetado o desenvolvimento da Stella? Angustiava-lhe não saber exatamente por que minha irmã nascera naquela condição, mas o que de fato a sufocava era imaginar que, de uma hora para outra, Stella pudesse não estar mais ali.

Em julho de 1978 minha mãe preparou com todo carinho a festa de um ano da Teca. Teceu um vestido rodado e comprou sapatinhos dourados – minha irmã usava então número 15, o tamanho médio do calçado de um bebê de quatro a seis meses. Preparou docinhos e encheu a garagem de casa de bexigas coloridas e painéis de cartolina. Num deles meu pai escreveu: "Um dia nossa vida precisou de emoção e nasceu a Stella". Noutro, foi bem menos polido: "Teté, quando você está longe de mim essa vida não vale um pum. Papai".

Minha mãe convidou os vizinhos, os parentes e alguns amigos. Até o bisavô Pedro marcou presença. Stella foi disputada pelas avós e paparicada por todos.

Alguns meses antes, meus pais tinham convidado minha tia Toti e o namorado Paulinho para serem padrinhos da Stella. Esse namoro acabou tempos depois e Paulinho perdeu contato, mas a relação da minha irmã com a madrinha só fez se intensificar. Nesse aniversário, Stella ganhou dela uma boneca da Chapeuzinho Vermelho da qual não se desgrudou por meses.

Como qualquer outra criança, Stella adorava seus brinquedos. Tinha uma cadela Lassie enorme de pelúcia, um punhado de bonecas de vários estilos e tamanhos e passava horas sentada no velocípede Bandeirantes, com fitinhas coloridas no guidão, que ganhara dos meus pais.

Diante de tudo que aconteceu nos primeiros dias de vida da Stella – a convulsão, a hipótese levantada pelo pediatra de Ribeirão Preto de alguma doença sindrômica –, e pelo fato de ela chorar muito e não querer se alimentar, meus pais observavam atentamente cada gesto, cada movimento da minha irmã, tentando decifrá-los.

Quando ela começou a engatinhar e ia em direção à televisão e alguém dizia "Não!", ela entendia o comando e parava. Justamente por acatar algumas orientações como essa, meus pais julgavam que a Stella era uma criança como qualquer outra, apesar dos graves problemas de saúde.

Mas ela foi se desenvolvendo num ritmo mais lento que o natural. Começou a andar por volta dos dois anos e a falar muito tempo depois disso. Minha avó Cecília, observando-a um dia, comentou cabisbaixa: "Nina, essa menina tem algum problema mental." E aos poucos foi ficando claro que, de fato, Stella possuía uma deficiência intelectual. Tinha dificuldade para aprender mesmo coisas muito simples e para reter novas informações. A própria atitude dela, de pouca curiosidade pelo que acontecia à sua volta e de falta de consciência dos próprios comportamentos, denotava uma capacidade intelectual reduzida.

Não é que meus pais já esperassem por aquilo, mas, de alguma forma, constatar que Stella tinha uma deficiência intelectual, diante de todas as complicações de saúde que teve desde o nascimento, não foi de todo uma surpresa. No mais, o que importava de verdade para eles é que ela estivesse bem. Minha mãe nunca reclamou de estar sobrecarregada ou se julgou desafortunada pela deficiência da filha. Ao contrário, lidou com essa e com todas as outras provações com a firmeza e a segurança de uma mãe experimentada. Numa tarde qualquer, conversando com a irmã, comentou:

"Não importa se a Stella tiver algum problema. Eu só não quero perdê-la".

DESCARGA

Minha mãe imaginava que, com o estímulo correto, Stella poderia se desenvolver intelectualmente. Se minha irmã precisava que uma informação fosse repetida cinco vezes, ela repetia dez para realmente fixar o aprendizado. No início, as orientações envolviam basicamente noções de higiene pessoal. Por meses, ensinou a Stella como usar o vaso sanitário, etapa por etapa: "Tem que abaixar a calça toda antes de sentar", "Tem que se limpar", "Tem que dar descarga", "Tem que lavar as mãos". Todos os dias, dezenas de vezes, o ritual se repetia.

Numa certa ocasião, estavam na sala de espera do hospital de Estreito aguardando para uma consulta com o pediatra e minha irmã quis fazer xixi. Como ela já tinha adquirido alguma independência nesse assunto, minha mãe deixou que ela fosse sozinha e ficou observando de longe.

Havia uma moça no banheiro que logo saiu. Stella entrou na sequência, mas imediatamente voltou, parou na porta e com uma mão na cintura e a outra apontando para a pessoa que tinha acabado de sair, gritou:

– Você não deu descarga!

A mulher, enrubescida, respondeu baixinho:

– Eu não usei o vaso. Só lavei o rosto.

– Vem cá, Stella! – minha mãe a chamou se contorcendo de vergonha, mas minha irmã retomou a acusação:

— Usou, sim, senhora! E não deu descarga!

— Stella, vem aqui! — minha mãe subiu o tom.

Indignada, minha irmã se afastou da moça, ainda resmungando:

— Mas ela fez xixi e não deu descarga! Argh!

Minha mãe se desculpou com a mulher e dessa vez acompanhou minha irmã até o banheiro. Podia até estar constrangida com aquela situação embaraçosa, mas, internamente, celebrava sua pequena vitória: Stella tinha assimilado de verdade a lição da descarga.

4

RIBEIRÃO PRETO

Stella completou três anos fazendo troça das previsões pessimistas sobre sua expectativa de vida. Estava um pouco mais forte e independente. Exigia cuidados especiais, principalmente porque não aceitava quase nenhum tipo de alimento, mas, no geral, não dava trabalho exagerado e, assim, minha mãe decidiu voltar a trabalhar.

No final de 1980, ela passou em um concurso público para ser professora de Física na rede estadual. Surgiu uma vaga para que ela lecionasse no Colégio Otoniel Mota, em Ribeirão Preto. Sem pestanejar, decidiu agarrar a oportunidade. Além de ser uma ótima escola, calculava que, em uma cidade grande, a filha teria acesso a melhores profissionais de saúde e a tratamentos mais avançados.

Meus pais decidiram financiar um imóvel em Ribeirão, onde as duas pudessem morar. Aos fins de semana, voltariam para Estreito. Até encontrarem um apartamento, minha mãe morou cerca de um mês e meio numa pensão. Nesse período, Stella ficou na casa da avó Lourdes em Estreito.

Meu pai tem oito irmãos, mas em 1980 apenas os caçulas Gilberto e Neiva, respectivamente com dezessete e dezesseis anos, ainda moravam com meus avós. Foram eles que ajudaram a tomar conta da Stella nesse ínterim.

Enquanto Vó Lourdes cuidava da casa e preparava as refeições, meus tios brincavam com a sobrinha. Tio Gilberto passeava com ela de carrinho, empurrava-a no velotrol, tocava as músicas que ela gostava no violão. Tia Neiva criava teatrinhos, brincava de boneca e, mais que tudo, ouvia o rádio e dançava com a Stella. "Dance bem, dance mal, dance sem parar…" – cantavam as duas empunhando suas escovas de cabelo como microfones. A música sempre foi o grande ponto de conexão entre elas.

Dormir nunca foi o forte da minha irmã. Nessa época, ela já se comunicava muito bem – falava sem qualquer problema e na velocidade de um radialista. Ia emendando uma pergunta na outra, puxando os mais diversos assuntos e nada de pegar no sono. Então, nessa temporada que passou na casa da avó, um revezamento foi estabelecido: a Neiva cuidava dela durante o dia, dava banho, contava historinha, e o Gil, notívago desde pequeno, chegava da escola à noite e a pajeava até ela apagar, o que muitas vezes só acontecia após às 2, 3 horas da manhã. Minha mãe a buscava na sexta-feira e na segunda seguinte começava tudo de novo.

Finalmente, meus pais encontraram um apartamento próximo ao centro de Ribeirão e minha mãe e minha irmã se mudaram para lá, mas aquele encantamento mútuo que se estabeleceu entre a Stella e os tios naquelas seis semanas de convivência nunca mais se quebrou. Só de ouvir falar nos dois, o rosto da minha irmã se iluminava; quem quer que tenha convivido com ela, mesmo que por pouco tempo, ouviu-a perguntar pelo menos uma vez: "E o Tio Gilberto e a Tia Neiva? Eles são legais, né?".

Houve um episódio, muitos anos mais tarde, em que eu estava estudando na copa de casa e Stella assistindo, no quarto, a uma novela qualquer no *Vale a Pena Ver de Novo*. Em um determinado momento do capítulo, a trilha sonora de suspense me despertou a curiosidade, mas continuei estudando. O volume foi aumentando, com barulhos de tiros e gritos de uma personagem que, se bem me lembro, era interpretada pela Glória Pires. Tive que abandonar as apostilas e ver do que se tratava, mas quando cheguei ao quarto a cena já tinha acabado.

– O que aconteceu na novela, Stella?

Ela fez uma cara austera e gesticulando como quem conta uma trama intrincada, explicou:

– Ah, foi uma briga do Tio Gilberto e da Tia Neiva.

Era isso. Para a Stella, aqueles tios estavam em todos os lugares – até na novela da Globo.

Um outro fator pesou na decisão da minha mãe em aceitar a vaga no Colégio Otoniel Mota. Durante a faculdade, ela teve aulas de psicologia com uma jovem recém-formada na USP. Larissa Mansur[*] era de Ribeirão Preto e, uma vez por semana, lecionava na Universidade de Franca. Era uma pessoa encantadora e, num curso tão árido como o de Física, a sensibilidade e a forma humana como ministrava suas aulas

---

[*] Para preservar a identidade das pessoas citadas no livro, alguns nomes foram alterados. (Nota do Autor)

eram como descalçar os sapatos apertados após um longo dia de trabalho.

Ainda morando em Estreito, soube que a antiga professora tinha inaugurado uma escola infantil em Ribeirão. Minha mãe tinha convicção de que aquele espaço poderia fazer a diferença na vida da Stella, dando-lhe o suporte necessário para que, dentro de suas limitações, pudesse se desenvolver. Matriculou-a na mesma semana em que se mudou. Não podia estar mais feliz. A escola ficava num lugar muito agradável, na Rua João Penteado, a pouco mais de 3 km de distância do apartamento em que moravam. Todos os dias, ela vestia a filha no uniforme, sempre bastante grande para seu corpo franzino, e colocava na lancheira dos Menudos um sanduíche saboroso e alguma guloseima: um biscoito Mirabel, um Pirulito Dipnlik, ou um cigarrinho de chocolate da Pan. Já acordava ouvindo: "O que é que tem de lanche hoje, mãe?".

Essa alegria durou apenas alguns meses, até uma convocação para uma reunião na escola. Outras duas mães de alunos especiais também estavam presentes. Larissa Mansur as recebeu em sua sala e, sem muita cerimônia, disse que não poderia mais aceitar nem a Stella nem as duas outras crianças, porque pais de outros alunos tinham reclamado que elas estavam atrapalhando o desempenho do restante da classe.

Fez-se um silêncio sepulcral no recinto. Uma das mães afundou o rosto nas mãos espalmadas e disse que estava muito cansada de procurar espaço para a filha e que em todo lugar ela era recusada.

Minha mãe sabia que aquela decisão não seria reconsiderada. Suspirou resignada, levantou-se e se aproximou da dona da instituição:

— Não foi isso que você me ensinou nos bancos da faculdade. Eu procurei sua escola porque eu tinha certeza que você poderia fazer alguma coisa pela minha filha.

A antiga professora encheu os olhos de lágrimas e balbuciou que infelizmente ela fazia parte de um sistema e que ou ela tomava aquela medida ou perderia os outros alunos.

Fico imaginando que a vida da Stella talvez tivesse sido muito diferente se, em vez de reunir aquelas três mães, a dona da escola tivesse chamado os pais dos outros alunos:

"Chamei todos vocês aqui para dar uma satisfação sobre o pedido feito por alguns pais de que os alunos com deficiência sejam afastados por supostamente estarem atrapalhando o desempenho da classe. Primeiro, quero enfatizar que a preocupação com desempenho não é pertinente quando tratamos de alunos dessa idade. O que crianças de três anos precisam aprender é a desenvolver suas habilidades sociais e a tratar a todos com respeito e dignidade.

"É na primeira infância que despontam e se consolidam atributos como empatia, tolerância e solidariedade, mas para que essas qualidades possam se manifestar, a escola precisa acolher a todos que queiram aprender. A experiência desses alunos só será plena, se a sala de aula for uma representação fiel do que esses meninos e meninas vão encontrar lá fora.

"O convívio entre crianças com e sem deficiência é benéfico para ambas, porque, ao mesmo tempo em que proporciona um imenso estímulo às crianças especiais, torna as ditas normais mais humanas e mais preparadas para a vida, o que contribui para a formação de uma sociedade mais justa e livre de preconceitos.

"Portanto, as três crianças ficam! Garanto a vocês que isso não trará qualquer prejuízo ao desenvolvimento escolar dos seus filhos e lhes asseguro que eles sairão daqui pessoas melhores. Essa é minha missão como educadora".

Nesses devaneios, fantasio que, como num filme, esse discurso sensibilizaria os pais, que levariam o que assimilaram a outros parentes, que por sua vez mobilizariam os vizinhos, que recrutariam os amigos e, de repente, a educação inclusiva estaria na pauta do dia, tornando-se uma demanda social importante.

Infelizmente, não foi assim que as coisas aconteceram na história pessoal de Stella e nem na de milhões de outras crianças com deficiência que vieram depois dela.

A primeira Lei de Diretrizes e Bases da Educação Nacional de 1961 já preconizava: "A educação de 'excepcionais', deve, no que for possível, enquadrar-se no sistema geral da Educação, a fim de integrá-los na comunidade". Já a Constituição de 1988 afirma expressamente em seu artigo 208 que é "dever do Estado garantir atendimento educacional especializado aos 'portadores de deficiência', preferencialmente na rede regular de ensino".

Além disso, em 1994 o Brasil subscreveu a Declaração de Salamanca, que reafirmou o "compromisso para com a Educação para Todos, reconhecendo a necessidade e urgência do providenciamento de educação para as crianças, jovens e adultos com necessidades educacionais especiais dentro do sistema regular de ensino". Entre outras diretrizes, o documento proclama que "todas as crianças devem aprender juntas, sempre que possível, independentemente de quaisquer dificuldades ou diferenças que elas possam ter".

A despeito desse vasto arcabouço jurídico, foi somente com o advento do Estatuto da Pessoa com Deficiência (Lei 13.146/2015) que a obrigatoriedade de um sistema educacional inclusivo, nas instituições públicas e privadas de ensino, foi devidamente regulamentada.

Há ainda um longo caminho a ser percorrido até que os direitos das pessoas com deficiência sejam efetivamente respeitados, mas o Estatuto é um passo importante nesse sentido.

Maria Teresa Eglér Mantoan, uma das maiores especialistas do país em educação inclusiva, diz que "se hoje estamos brigando por causa da inclusão é porque nós não tivemos na nossa vida pessoas com deficiência convivendo conosco desde a infância". Posso atestar, pela minha experiência pessoal, que a afirmação não poderia estar mais correta. Acostumamo-nos a manter as pessoas com deficiência segregadas, porque não fomos ensinados a reconhecer a importância e a beleza desse convívio. Não entendemos, nas palavras da educadora, que a "Inclusão é o privilégio de conviver com as diferenças".

Minha mãe seguiu peregrinando por muitas escolas regulares, procurando uma que aceitasse a Stella. Em algumas, ela foi recusada já na matrícula; em outras, pôde começar a frequentar as aulas, mas, invariavelmente, após algumas semanas, era convidada a se retirar. Fico pensando quão difícil e doloroso deve ter sido para ambas ter que recomeçar tudo novamente tantas vezes.

Desde o início em Ribeirão Preto, Stella passou por uma equipe do curso de psicologia da USP que atendia crianças com transtornos mentais, chefiada por uma conceituada psicóloga, Dra. Maria Angélica. Todas as tardes, minha mãe levava minha irmã até o *campus*, que ficava a cerca de 7 km do apartamento, e esperava o atendimento.

Um dia, comovida pela via-sacra a que minha irmã já tinha se submetido, Maria Angélica recomendou uma escola que atendia somente crianças especiais e cuja equipe era humana e acolhedora. Minha mãe resolveu seguir a recomendação, preservando num baú de prata o desejo de ver a filha numa escola regular.

De fato, a experiência na Escola Poliana foi muito boa. Stella gostava muito porque, basicamente, só brincava, dançava e cantava. Lá ela ficou cerca de um ano; acabou saindo porque havia muitos adultos na sala e a própria direção da escola entendeu que aquilo não era muito adequado para a idade dela. Depois, ficou só na USP, onde recebia também orientações pedagógicas. Mas Stella falou do Colégio Poliana com carinho até a vida adulta.

Embora houvesse muitas crianças no edifício em que meus pais tinham apartamento, não existia uma área de lazer. Então minha mãe reuniu todos os proprietários e conseguiu convencê-los a dar uma contribuição para a construção de um parquinho numa faixa de gramado dentro do terreno do prédio.

Instalaram uns oito brinquedos: tobogã, gangorra, balanço, gira-gira e outros tantos. Todas as tardes a criançada se reunia para brincar. Minha irmã olhava da janela do apartamento e ficava ansiosa para descer. Ela adorava, mas não se divertia com as outras crianças. Ela as observava brincando, mas não interagia. Gostava mesmo era de papear com os adultos.

Observando de longe a filha conversando com a proprietária de um dos apartamentos, enquanto todos os outros garotos brincavam, minha mãe se deu conta de que Stella não teria em sua vida as interações típicas da infância. A trajetória dela, por mais que minha mãe se esforçasse para que fosse igual à de qualquer criança, seguia seus próprios caminhos, tanto na escola como no parquinho do prédio.

BALA PERDIDA

De vez em quando, minha mãe e Stella faziam o trajeto Ribeirão-Estreito de ônibus. Numa dessas ocasiões, quando esperavam na rodoviária de Ribeirão Preto, Stella interpelou um senhorzinho:

– Tio, você tem bala?

De bate pronto, ele respondeu que não, mas depois que viu a cara de frustração da Stella, emendou:

– Espera um pouquinho. Eu acho que eu tenho uma bala em algum lugar.

Checou os bolsos da calça, os da camisa, os compartimentos da pochete (ah, a década de 1980!), cada canto da mala e finalmente encontrou uma bala esquecida numa repartição da mochila. Exibiu, orgulhoso, o achado:

– Aqui, achei uma bala para você!

Stella levantou uma das mãos e, como se tivesse arquitetado tudo desde o início, fez um gesto de desaprovação:

– Eu não quero. Faz mal para os dentes!

5

SUMIÇO

No final de 1983, minha mãe descobriu que estava grávida novamente. Marcou um ultrassom em Ribeirão Preto e, logo depois do exame, foi para a casa da Adélia Avelar, sua amiga e colega de Otoniel Mota.

Meu pai, que não pôde acompanhar o exame porque estava trabalhando em Estreito, chegou a Ribeirão logo na sequência. O Vagner, marido da Adélia, mal esperou ele entrar na casa:

– Zé Maria, parabéns! A Nina está esperando um menino!

O menino em questão era este que vos escreve.

Stella ficou muito empolgada com a notícia. Perguntava para todo mundo:

– Você sabia que eu vou ter um irmão?

E o dia a dia dos meus pais, à medida que a gestação avançava, era dedicado a responder sempre a variações da mesma pergunta: "Que dia meu irmão chega? Que horas meu irmão chega? Quando meu irmão vai chegar?".

Finalmente, quando cheguei, em junho de 1984, Stella não gostou tanto assim. Quando meus pais apareceram em casa, vindos do hospital, carregando-me num moisés de vime, Stella se precipitou em direção ao carro e pediu para segurar a alça da cestinha – esse momento foi eternizado numa das minhas fotos favoritas –, mas quando ela percebeu que teria alguém dividindo com ela a atenção da mãe, aquela curiosidade virou ciúme. Ela ficou realmente incomodada. Queria colo, fazia de tudo para chamar a atenção. Foi um período complicado.

Minha mãe atribui a esse ciúme o mais assustador episódio que vivenciaram com Stella. Ela estava me amamentando na varanda dos fundos da casa de Estreito – eu tinha dois meses e Stella tinha recém-completado sete anos. Dona Regina, empregada doméstica, estava fazendo o almoço e minha irmã brincando ali em volta.

Nos fundos do quintal, após a cerca que delimitava o terreno, uma equipe de jardinagem de Furnas roçava o matagal. Era uma área imensa de mato alto e seco que cobria um platô, descia por um vale e subia do outro lado, até o fundo das casas que ficavam além da baixada.

Minha mãe se lembra de o barulho das roçadeiras ter cessado. Um minuto depois, percebeu que Stella não estava por perto. Pediu para Regina procurá-la na casa, mas ela voltou logo depois sem encontrá-la. Foi tudo muito rápido. Os funcionários paravam para almoçar às 11h30 – mesmo horário em que meu pai vinha para o almoço – e guardavam as ferramentas num pequeno barracão que ficava logo depois da cerca dos fundos de casa. Quando meu pai chegou, Stella já tinha desaparecido.

Minha mãe me deixou com a empregada e saiu correndo pela rua para procurá-la. A primeira pessoa que encontrou e a quem pediu informação foi uma garota um pouco mais velha que a Stella. Sem pestanejar, a menina disse que tinha a visto e apontou a direção em que minha irmã supostamente teria seguido.

Meus pais concentraram todos os esforços em procurar no rumo que a garota tinha apontado. Seguiram até o clube e checaram as quadras, a sauna e até dentro da piscina. Ao lado do clube, uma estrada de cerca de um quilômetro desce até a represa contornando a montanha. Meu pai percorreu todo o caminho, mas não encontrou nenhum vestígio.

O ônibus que levava os estudantes para a usina de Peixoto também saía naquele horário. Minha mãe imaginou que talvez ela tivesse entrado no veículo. Telefonou para a guarita da saída de Estreito. Os guardas verificaram os maleiros e embaixo dos assentos, mas Stella não estava lá.

A essa hora, a vizinhança toda já tinha se mobilizado. Alguns procuravam de carro pelas ruas do acampamento, outros verificavam os quintais a pé. Conferiram a caixa d'água da cidade, a Casa de Visitas, a igrejinha do bairro e até as casinhas de cachorro da vizinhança – Stella adorava cachorros.

Duas horas já haviam se passado desde seu sumiço. Desesperados, meus pais começaram a temer o pior. Suspeitaram que talvez algum dos rapazes que estava roçando o mato a tivesse raptado ou matado.

Foi quando Duba, um amigo dos meus pais, resolveu se embrenhar no matagal nos fundos do nosso terreno. Imaginou que talvez ela tivesse visto as casas do outro lado do vale e tentado ir até lá. Ele andava alguns metros, parava, gritava o nome dela e esperava por alguma resposta.

Era agosto e estava muito frio. Minha mãe tinha vestido a Stella com uma botinha, polaina de lã e um agasalho azul da Adidas, que minha irmã adorava.

O terreno ia ficando mais úmido à medida que Duba se aproximava do fundo da grota. Havia uma vegetação rasteira, completamente encharcada. Por ali escoava a água da chuva, recolhida nas galerias pluviais do acampamento. De repente ouviu um choro. Correu por alguns segundos com os pés atolando no terreno embarreado. Acalmou a respiração. Ouviu novamente o barulho, dessa vez mais perto, e seguiu firme naquela direção. Chegou à ponta de um precipício e viu, muitos metros lá embaixo, a Stella caída no chão. Um calafrio lhe percorreu a espinha ao pensar que ela havia despencado ali de cima, mas logo entendeu que ela tinha descido todo o curso d'água. Ele seguiu cerca de duzentos metros pela borda da ribanceira, até encontrar o local por onde Stella tinha começado a descida.

Quando finalmente a alcançou, ela estava hipotérmica, tremendo de frio, com a pele pálida, sem uma das botas, sem o agasalho, coberta de lama. Embrulhou-a com sua jaqueta e a levou no colo até nossa casa. Meus pais rapidamente a colocaram na banheira com água quente para que ela recuperasse a temperatura. Depois a envolveram em um cobertor e ela foi melhorando aos poucos.

Já recuperada, Stella observou minha mãe ainda aflita e murmurou:

– Desculpa, mãe.

– Eu desculpo, se você prometer não sair mais de perto da mamãe.

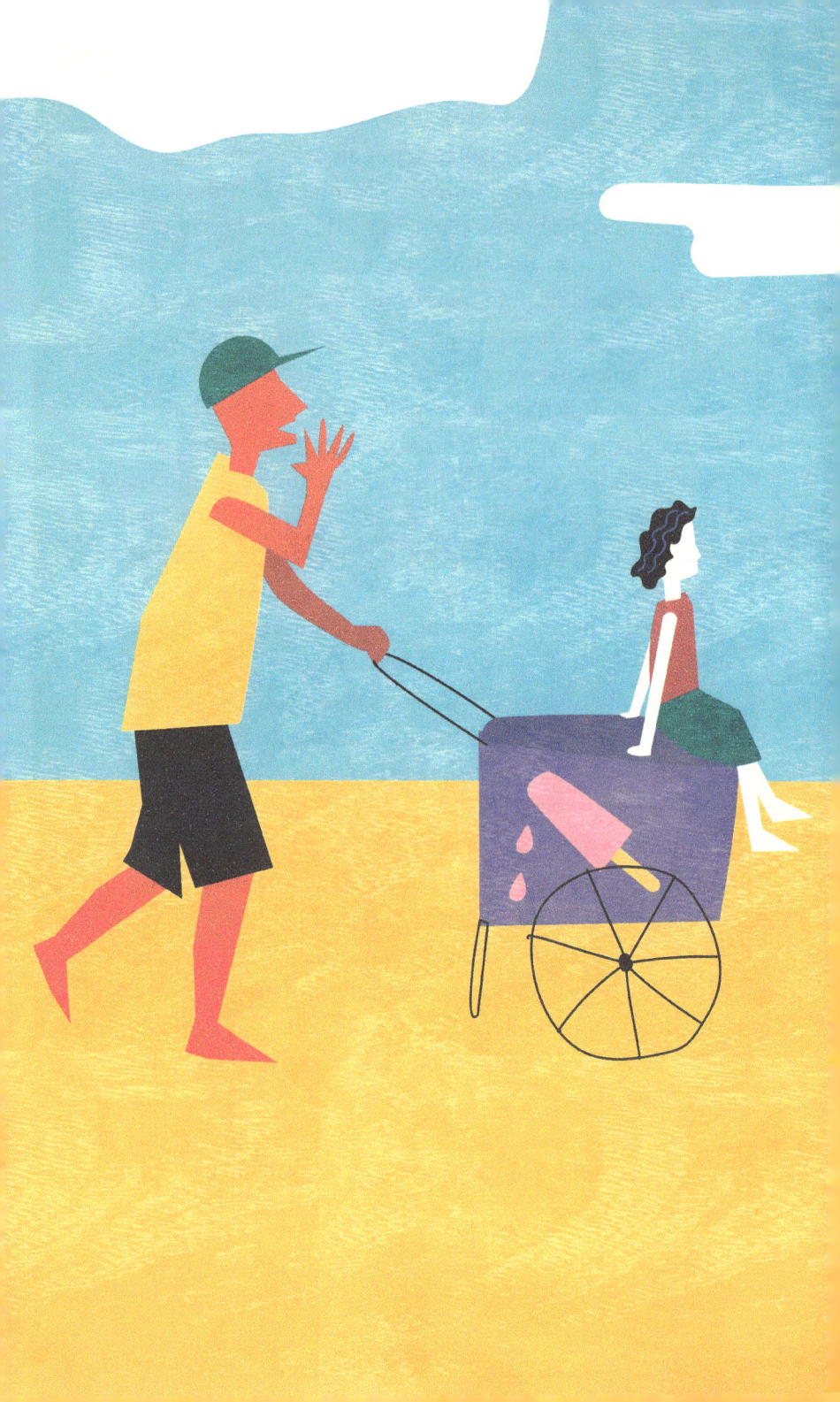

— Eu prometo.

Mas promessa da Stella era igual à de político. Ela não tinha nenhuma noção espacial e virava e mexia se perdia. Ficava olhando alguma coisa que lhe chamava a atenção ao longe e desaparecia muito rapidamente. Um dia se perdeu na praia e quando meus pais começaram a procurá-la, apareceu o sorveteiro com ela em cima do carrinho:

— Olha o sorvete! Olha a Stella!

Minha mãe até hoje não pode ouvir falar no nome da menina que mentiu ter visto a Stella depois de ter sumido. Se ela não tivesse afirmado de forma enfática que minha irmã tinha seguido em tal direção, provavelmente não teriam demorado tanto para encontrá-la. Mas o fato é que, apesar de todo o pânico que aquele evento causou, não deixa de ser uma história de sorte. Stella podia ter caído daquele precipício em que foi avistada ou se afogado num poço um pouco mais profundo, ou mesmo sucumbido à hipotermia. A verdade é que, naquela fria tarde de agosto, Duba devolveu minha irmã à vida.

LEITE NÃO!

Um dia, quando eu tinha por volta de um mês de vida, minha mãe estava me amamentando e Stella começou a nos rodear, enciumada. Num determinado momento, apontando para o peito da minha mãe, perguntou:

— Mãe, o que é que tem aí?
— Leite, filha!

Stella odiava leite desde sempre. Quando bebê, só mamava se estivesse dormindo; acordada, rejeitava a mamadeira. Mais crescidinha, se alguém ousasse colocar um pouco de leite na tigela de cereal, ela ficava uma fera; parava de comer na hora – gostava de Sucrilhos puro.

Ela empacou por um instante, digerindo a informação. Depois, pensativa, deu mais umas duas voltas na cadeira de amamentação, até parar diante da minha mãe:

– O dia que tiver chá, você me dá?

6
UM PÉ LÁ, OUTRO CÁ

Durante todo o período de licença-maternidade, minha mãe permaneceu em Estreito; depois voltou para Ribeirão Preto e para as aulas no Otoniel Mota.

Stella estava muito bem nesse período. Usava um tampão em um dos olhos para corrigir um leve estrabismo e tinha os retornos médicos de seis em seis meses na Beneficência Portuguesa, mas sequer tomava remédios – nem resfriado ela pegava. Ela gostava, sobretudo, de música. Ouvia Lulu Santos, Cazuza, Blitz, Roupa Nova e, especialmente, naquele ano de 1985, estava obcecada por RPM. Em maio, a banda tinha lançado seu primeiro álbum, *Revoluções por Minuto*, e o sucesso foi tão estrondoso, que oito das onze faixas viraram hits nas rádios. Na esteira do sucesso do disco e principalmente de seu vocalista, Paulo Ricardo – que se tornou um *sex symbol* instantâneo –, a banda começou uma turnê por todo o Brasil e chegou a Ribeirão Preto.

O show aconteceu num dia de semana. Minha mãe tinha aula à noite no Otoniel Mota, mas quando chegou ao colégio, a sala parecia a Câmara dos Deputados em véspera de feriado: completamente vazia – todos os alunos faltaram para assistir ao RPM.

Dispensada pela diretora, minha mãe podia ir para casa mais cedo, calçar as pantufas e curtir sua filha especial e seu bebê, jogada no sofá, enquanto *Roque Santeiro* defendia os habitantes de Asa Branca na TV. Mas ela fez bem melhor que isso: deixou-me aos cuidados da babá, correu para o Estádio do Comercial com a Stella e comprou dois ingressos para as duas horas mais felizes da vida da minha irmã.

Entraram a tempo de ver a abertura do show, cheia de efeitos de luz, raio laser e fumaça – uma superprodução para a época. Milhares de isqueiros foram distribuídos e iluminaram o estádio na execução de "A Cruz e a Espada". O público cantava todas as músicas a plenos pulmões, mas foi ao delírio de verdade, nas mais famosas "Louras Geladas", "Olhar 43" e "Rádio Pirata": "Dinamitar um paiol de bobagens e navegar o mar da tranquilidade..." Os anos 80 podiam ter ombreiras e cabelos permanentes, mas não faltava música de qualidade – e ninguém perdia os shows tentando registrar tudo no celular.

Stella ficou extasiada. Cantou e pulou o tempo todo e, por causa dessa noite fatídica, adicionou mais uma pergunta a seu questionário padrão, uma bateria de perguntas aleatórias que ela fazia a qualquer um que desse brecha: "Tia Neiva e Tio Gilberto são legais, né?", "Quantos primos você tem?", "O que que eles fazem no Japão?", "Canal dói?", "E o RPM?".

Quando Stella tinha por volta dos seis, sete anos, precisou tratar canal. Não bastasse o incômodo tratamento, o dentista não tinha lá muito jeito com criança. Minha irmã ficou traumatizada e a partir dali passou a abordar atônitos interlocutores – gente conhecida ou não – com a pergunta sobre tratamento de canal. O interessante é que, com o tempo, esse trauma virou curiosidade e depois simpatia – uma espécie de síndrome de Estocolmo; ela não parava de perguntar do tal dentista e resolveu que quando crescesse cursaria odontologia:

– Sabia que eu vou ser dentista?

Já a curiosidade dela com as atividades dos japoneses ninguém sabe explicar. Só sei que, quando encontrava um nipônico, ela fazia o gesto típico de unir as mãos espalmadas na frente do rosto e curvar levemente o pescoço para frente e de quebra ainda soltava um "arigatô" – mais diplomática do que muito chefe de estado.

Stella podia adicionar novas perguntas a seu questionário, conforme suas preferências ou manias momentâneas. "E os Menudos?", "E as Paquitas?", "Que cor que é meu olho?", "O que que o Ayrton Senna é da Xuxa?".

Não trocava uma boa conversa por nenhum outro programa, mas quando não tinha ninguém para papear – ou para interrogar –, ela gostava de assistir à televisão. Curtia *Os Trapalhões*, *Balão Mágico*, *Cassino do Chacrinha* e, seu preferido, *Sítio do Picapau Amarelo*; via Fórmula 1, porque adorava o Ayrton Senna, e tinha fascínio por naves espaciais.

Na década de 1980, os lançamentos dos foguetes eram transmitidos na TV e minha irmã acompanhava todas as transmissões. Até que, em 28 de janeiro de 1986, o ônibus espacial Challenger, que partia para sua décima missão, explodiu logo após a decolagem, diante dos olhos perplexos dos familiares dos tripulantes e de milhões de expectadores que assistiam de suas casas – um deles era Stella.

No Jornal Nacional daquela noite, o âncora Celso de Freitas começou o noticiário com a reportagem: "Foi o pior acidente desde o começo da conquista do espaço há 25 anos. A Challenger virou uma bola de fogo segundos depois de ter sido lançada. Toda a tripulação está morta".

Aquela tragédia foi um baque para minha irmã. Ela, que sempre teve uma grande sensibilidade a sons, desenvolveu um tique a partir dali: quando ouvia um som alto – o barulho do liquidificador, um alarme de carro –, ou só de alguém falar em nave espacial, imediatamente tapava os ouvidos.

Por um capricho do destino, esse ato automatizado foi essencial para o fechamento de seu diagnóstico, aos 8 anos de idade. Estava em São Paulo para exames de rotina com o cardiologista, quando o barulho da sirene de uma ambulância que chegava ao hospital irrompeu no consultório. Stella cobriu os ouvidos com as mãos e, nesse momento, como alguém que coloca a última peça de um quebra-cabeça que vem montando há muito tempo, Dr. Bustamante sorriu e falou pausadamente:

– Ela tem síndrome de Williams!

Minha mãe ficou sem entender:

– Mas, doutor, o senhor nunca falou isso.

– Sim, mas juntando todas as características dela, dá para dizer com um bom grau de certeza, que ela tem Williams.

O médico elencou quatro características que eram compatíveis com sua suspeita: as alterações no coração, o nariz pequeno e empinado, com a ponte nasal achatada, a íris estrelada e, por último, o fato de ela se incomodar com barulho – os Williams têm hipersensibilidade auditiva.

Mais tarde, exames complementares confirmaram o diagnóstico, mas nem era necessário: lendo sobre as características dos portadores da síndrome, minha mãe encontrou tantas similaridades com o caso da Stella, que teve a impressão de estar assistindo a um filme sobre a vida da filha: baixo peso ao nascer ("*... ela era tão pequenininha que caberia facilmente numa caixa de sapato*"); hipercalcemia ("*... a placenta estava tão calcificada que, ao dispensá-la na cuba metálica do centro cirúrgico, ouviu-se um baque seco*"); personalidade extremamente sociável e dócil, embora prefiram a companhia de adultos à de crianças da mesma idade ("*... não se divertia com as outras crianças. Ela as observava brincando, mas não interagia. Gostava mesmo era de papear com os adultos*"); o estrabismo ("*usava um tampão em um dos olhos para corrigir um leve estrabismo*"); a musicalidade – portadores dessa síndrome têm enorme desenvoltura com a música (são chamados músicos especiais); a deficiência intelectual – em maior ou menor grau, está presente em todos os pacientes.

A Síndrome de Williams, também conhecida como Síndrome de Williams-Beuren, em referência aos médicos que primeiramente a relataram, é uma doença rara. Sua incidência é de um caso em cada 25 mil nascimentos (para efeito de comparação, há um bebê com síndrome de Down a cada 660) e nem sempre é diagnosticada com facilidade.

Por isso, eu achava que o diagnóstico tinha sido um marco importante, um divisor de águas na vida da Stella, mas o que minha mãe me contou, numa das entrevistas para esse livro, é que só o que mudou foi que a doença da filha passou a ter um nome – as leis de Newton não foram revogadas, o Moisés de Michelangelo não falou e os dias continuaram agridoces como antes. A síndrome de Williams não tem cura; não havia nenhum procedimento novo, nenhuma droga eficaz, nenhuma abordagem diferente a ser feita. A vida, como em *Grande Sertão: Veredas*, continuava querendo coragem. E coragem minha mãe tinha de sobra.

Sem a presença do meu pai e com um bebê e uma filha especial, minha mãe dependia de ajuda externa para trabalhar. Ela contratou uma babá do bairro do Amargoso, próximo ao vilarejo do Ribita Unha (não, eu não inventei esses nomes), no caminho de Estreito para Ribeirão; Maria passou a morar conosco no apartamento durante a semana. Eu viajava no colo dela – nem se falava em cadeirinha nessa época; nem mesmo cinto de segurança era obrigatório no meio dos anos 1980.

Maria era extrovertida e cheia de amigos, mas era tanta amizade que, quando a primeira conta de telefone chegou, minha mãe teve que demiti-la.

Depois contratou uma senhora de uma cidadezinha próxima a Ribeirão, mas essa também não durou muitos meses. Stella nessa época continuava muito magrinha. Recusava tudo que lhe ofereciam. Minha mãe cortava um dobrado para fazê-la comer. Descobriu que ela aceitava o leite da roça, *in natura*, que passou a levar do sítio do meu avô num garrafão. Mas ela continuava com dificuldade para ganhar peso. Minha mãe perguntava e a babá sempre dizia que Stella estava tomando o leite.

Um dia ela experimentou e percebeu que estava ralo. Confrontou a babá e ela confessou que tomava o leite e completava a garrafa com água. Stella era tão franzina que minha mãe não conseguia acreditar que alguém pudesse ser capaz de tamanha crueldade. Por pouco não esganou a fulana.

Minha mãe lecionava de terça de manhã até sexta-feira na hora do almoço. Passava o final de semana em Estreito e na segunda-feira à tarde retornava para Ribeirão. Eventualmente meu pai pernoitava no apartamento durante a semana. Logo, o tempo que Stella passava na ausência dele era curto. Mesmo assim, ela reclamava muito de saudades. Dizia que queria morar em Estreito.

Numa das sessões na USP em que os pais participavam do atendimento, uma das psicólogas perguntou se minha mãe achava que valia a pena se manter em Ribeirão Preto se Stella queria tanto morar com o pai. Ela pensou por um momento em quanta expectativa havia cercado a decisão de ir para Ribeirão e ponderou que as coisas não tinham saído exatamente como ela imaginara – as mudanças frequentes de escola, os problemas com as babás, a saudade que Stella tinha do pai. Cabisbaixa, respondeu para a psicóloga que achava que não.

Reduziu, então, a jornada de trabalho no Otoniel Mota de 40 para 20 horas semanais, voltou a morar em Estreito com meu pai e ia para Ribeirão dois dias por semana. Um pé lá, outro cá.

Em Estreito, Stella começou a frequentar as aulas numa classe especial – eram seis alunos com déficit de aprendizagem. A professora, Tia Maísa, era de uma sensibilidade ímpar e minha irmã se afeiçoou muito a ela. Alguns dos alunos da sala eram muito pobres e a professora costurava roupas para eles – shorts, camisetas, meias de lã; um dia fez um pijama de flanela para os alunos carentes. O telefone da minha mãe tocou: "Nina, olha, a Stella ficou tão doida pelo pijama de flanela dos meninos que eu queria saber se posso fazer um para ela". É claro que minha mãe autorizou e Stella gostou tanto do presente, que não queria tirar o pijama nem para ir à escola.

Se em Estreito ela não dispunha do atendimento especializado de Ribeirão Preto, tinha, em contrapartida, muito mais autonomia. Meu pai resolveu ensiná-la a andar de bicicleta e, enquanto ela não aprendeu, ele não sossegou. Passaram dias treinando, até que finalmente Stella saiu pedalando. Depois disso, a vila ficou pequena para ela.

Como era extremamente afetiva e sorridente, ganhou a simpatia de todo mundo. Pegava alguém de conversa, fazia um milhão de perguntas e depois pedia desculpas, com a carinha do Gato de Botas do desenho do Shrek.

Visitava os parentes que moravam em Estreito, passeava pela rua do comércio, ia ao clube, se dependurava no balcão da lanchonete e disparava sua metralhadora: "Tio, eu quero chips, chocolate, bala e Coca-Cola".

Nessa época, ela ganhou um boneco e o batizou de Lindo de Morais. Era um boneco feio, um travesseirinho oval, com um rosto tosco desenhado à mão, mas minha irmã o amava. Durante um tempo, se não levassem o tal boneco para qualquer lugar que fossem, meus pais tinham que voltar para buscar. Ela tinha essas manias temporárias.

Até aí Stella ainda continuava com dificuldade para comer – o pudim da Vó Lourdes e a macarronada da Vó Cecília eram raríssimas exceções. Era o que mais trazia preocupação, porque Stella era muito magra e não ganhava peso. Um dia minha mãe chegou em casa e viu que ela tinha raspado o prato. Não acreditou no que estava vendo. E nem devia. Descobriu logo depois que minha irmã tinha jogado toda a comida no cano de saída da máquina de lavar.

– Desculpa, mãe – e tome carinha do Gato de Botas.

A PRIMA

Seis dos nove filhos do meu avô Gustavo e mais um genro trabalharam em Furnas. Por isso, muitos dos nossos parentes moravam na Vila de Estreito – Tio Toninho, irmão mais velho do meu pai, era um deles. Ele tinha três filhos: Sara, Fabíola e Júnior. Stella tinha paixão pela Sara. E era recíproco. Sempre que podia, Stella pedalava até a casa dela para jogar conversa fora.

Sara era sete anos mais velha que minha irmã. Quando Stella ainda se esforçava para se equilibrar na Caloi Ceci, minha prima ganhou uma mobilete de presente de quinze anos. Elas se encontraram por acaso pela vila e minha irmã perguntou quando ela iria visitá-la.

– Hoje mais tarde eu passo na sua casa, Stella.

Minha irmã voltou toda alvoroçada, já esperando pela chegada da prima, mas o tempo foi passando e ela não aparecia, provavelmente distraída com seu novo brinquedo.

Stella voltou toda sua ansiedade para minha mãe: "Mãe, é hoje que a Sara vem aqui"?, "Que horas a Sara chega?", "A Sara não vem?", "Ela vem ou não vem, mãe?", "Cadê a Sara?".

A cada 15 segundos – e isso não é força de expressão – ela perguntava da Sara. Isso durou horas, até minha mãe perder a paciência:

– Se você disser o nome da Sara mais uma vez, eu juro que eu te mato!

Stella engoliu em seco. Queria muito a visita da Sara, mas não a ponto de morrer por isso. Só que a ansiedade era imensa e ela precisava perguntar. Mas como? Pensou por um instante e descobriu uma brecha na ameaça da minha mãe. Já que estava proibida de dizer o nome da "Sara", se saiu com essa:

– Mãe, quando que a irmã da Fabíola vem aqui?

Sara não foi visitar a Stella naquele dia, mas em 1999 chamou-a para ser dama de honra do seu casamento com Auris. Alguns anos depois, eles a convidaram para ser madrinha de consagração do primogênito, Henrique, o que a fez transbordar de alegria.

7
DONA CECÍLIA

Ter as avós que ela adorava por perto era uma ajuda e tanto para Stella. À casa da avó Lourdes, ela mesma ia sozinha, guiando sua Ceci e sempre conseguia filar um pedaço de pudim; e quase todas as tardes meus pais seguiam ao sítio dos meus avós Hoírcio e Cecília para jantar e prosear. Só não iam quando chovia, porque na frente da casa havia um curral que com a chuva ficava enlameado e, por isso, às vezes o carro patinava. Stella morria de medo. Com os ouvidos tapados, gritava:

– O carro vai encravar!

Minha avó materna era uma mulher de fibra e de fé. As mãos calejadas de cuidar da horta, de cozinhar no tacho, de remendar as roupas dos parentes que trabalhavam na roça. Estava sempre envolvida com as questões da igreja, da novena, do andor da procissão, dos eventos da paróquia. Era benzedeira. Toda redondeza do Ribita Unha levava crianças para ela benzer contra quebranto, vento virado, espinhela caída.

Enquanto meu avô é "Lamento Sertanejo", de Gilberto Gil – "Eu quase não saio, eu quase não tenho amigos, eu quase que não consigo ficar na cidade sem viver contrariado" –, minha avó é "Maria Maria", de Milton Nascimento: força, raça, gana, manha, graça, sonho e aquela estranha mania de ter fé na vida.

Minha avó teve uma vida de privações, mas não se queixava. Ressentimento tinha um só: não ter podido estudar. Ela dizia que tinha inveja das estudantes, vestidas nos seus uniformes a caminho da escola. Os pais dela, Luiz e Marieta, tiveram dezoito filhos e diziam que, como os outros não puderam ir para escola, não podiam fazer distinção com minha avó.

Cecília jurou que com os filhos dela seria diferente, mas, para cumprir seu juramento, teve que enfrentar a resistência dos cunhados e de meu avô. Ele e os irmãos trabalhavam na terra do pai. Havia dinheiro, mas por uma tradição arraigada entre os descendentes de italianos quase todo o lucro da venda do café ia para um bolo único cujo propósito era comprar mais terra. O quinhão que cabia a cada filho era mínimo e isso para o meu avô, já casado e com filhos, significava viver quase na miséria. Durante anos moraram num casebre, à beira de uma estrada de terra, engolindo pó o dia inteiro. Nada parava limpo. Não tinham eletricidade; a luz era de lamparina. A água era de cisterna, que volta e meia ficava vazia pela falta de chuva. Numa seca prolongada, tiveram que improvisar uma mangueira para a água descer de uma propriedade mais alta a 3 km de distância. Quase todos os dias, minha avó tinha que percorrer esse trajeto para procurar algum furo ou ver se a mangueira estava dobrada.

Sem poder contar com o dinheiro do café, minha avó vendia frango e ovos a fim de pagar os custos com transporte e material escolar dos filhos. Às vezes, depois que meu avô chegava da roça à noitinha, ela e ele deixavam os filhos sozinhos, pegavam o lampião de querosene e iam buscar frangos a quatro, cinco quilômetros de distância, em fazendas vizinhas, carregavam numa vara apoiada nos ombros e depois os revendiam. Era assim que faziam um pouquinho de dinheiro para que as crianças continuassem estudando.

A vantagem para as pessoas saírem de Estreito e comprarem no sítio é que minha avó cultivava horta e pomar e as verduras e frutas ela oferecia de brinde. O cliente comprava frango e ovos e levava de graça alface, cebolinha, chicória, chuchu, goiaba, manga, laranja.

Mas os cunhados debochavam: "Você está colocando dinheiro bom em cima de dinheiro ruim!" era a forma deles dizerem que gastar com estudo era um desperdício e que o dinheiro deveria ser usado para comprar mais terra e plantar mais café.

Embora meu avô ajudasse minha avó no intento, não concordava com ela. Todas as manhãs, minha mãe e os irmãos ouviam os pais discutindo na cozinha porque ele achava que os filhos deviam estar ajudando no cafezal em vez de irem para escola. Não fazia por crueldade ou mesquinharia; acreditava, honestamente, que o melhor para a prole era continuar na roça. "Estudo não enche barriga".

Os filhos viviam pressionados para se comportarem e tirarem boas notas. "Se eu já tenho essa dificuldade com vocês sendo bons alunos, imagina se me derem problema na escola", dizia minha avó.

Por um período, faltou dinheiro até para o transporte e as crianças tiveram que abandonar os estudos. Mas Cecília não se conformava e ficou matutando uma forma de resolver aquilo. Um dia, conversando com uma senhora que tinha ido ao sítio comprar ovos, descobriu que o marido dela era chefe de área de Furnas e conseguiu agendar uma reunião com ele.

No dia marcado, vestiu sua melhor roupa e pegou o ônibus em direção a Estreito. Ludgero a recebeu em seu escritório e ouviu pacientemente o relato daquela mulher obstinada. Ela contou da dificuldade em manter os filhos na escola por causa do custo com transporte. Disse que várias outras crianças da zona rural também estavam sem estudar pelo mesmo motivo e fez um apelo para que a empresa buscasse uma solução.

Ele ficou sensibilizado e começou a procurar um caminho. Descobriu que o ônibus que levava os estudantes de Estreito a Franca ia com metade da ocupação e que Furnas pagava por um ônibus lotado. Então conseguiu junto à empresa transformar essas passagens não utilizadas em passes para os estudantes da zona rural. Só no Ribita Unha, doze crianças foram beneficiadas.

Foi uma conquista muito significativa para minha avó. Cecília era determinada quando tinha uma causa e nenhuma era mais importante do que aquela. Apesar de não ter estudado – ou talvez por esta razão –, sentia que estudo era a coisa mais importante do mundo. Se não conseguiu frequentar a escola como sempre sonhara, com muita luta, pôde ver por meio dos filhos a materialização de seu sonho.

Foi essa luta que mudou o curso da história da família. Minha mãe é professora de Física, poetisa, dona de loja; minha tia é doutora em Pedagogia, professora universitária; um tio é gerente da maior empresa brasileira de batata e o outro é dono de uma firma de tecnologia de alta complexidade. Não fosse minha avó, provavelmente seriam só mais quatro enxadas no cafezal a perpetuar a sina das gerações anteriores.

Cecília foi fundamental na vida da Stella, não só pela avó amorosa, espirituosa e dedicada que sempre foi, mas, sobretudo, porque foi dela que minha mãe herdou a fibra de que é feita. Foi por carregar no DNA a mesma coragem e a mesma determinação, que minha mãe soube enfrentar as adversidades decorrentes da doença da Stella com tamanha firmeza. A resiliência que permitiu à minha avó enfrentar tantos obstáculos para que os filhos estudassem é a mesma replicada na saga de minha mãe à procura de uma escola que aceitasse a Stella.

É preciso pontuar que, junto a qualidades tão nobres, outros atributos, como a teimosia e a exigência, também foram passados adiante. Mas o saldo é muito positivo. Se há algo de que me orgulho, é de ter as duas como referência.

A vida foi melhorando paulatinamente, mas o único período em que minha avó realmente teve conforto foram os últimos dez anos de vida, morando em Cristais Paulista, uma cidadezinha próxima a Franca. Ela e meu avô compraram uma casa grande e ensolarada, com uma varanda comprida, uma piscina e um quintal e com as paredes de um alaranjado brilhante, constantemente amanhecendo, como na poesia da Adélia Prado. Minha avó sentia muito orgulho daquela aquisição.

Cogitou fazer o EJA, o programa de Educação de Jovens e Adultos, mas as aulas eram à noite e ela não quis deixar meu avô sozinho. Nem por isso ficou parada. Fez informática, aprendeu violão, se dedicou ao artesanato. Teve conta no

Orkut, depois migrou para o Facebook. Participou do time de vôlei da cidade e de várias outras atividades esportivas voltadas à terceira idade e conquistou mais troféus e medalhas do que sua sala de estar comportava.

Na semana em que faleceu, sentindo que estava se despedindo da vida, ela pediu à neta Flávia, minha prima que é médica, que cuidasse de meu avô e da Stella. Preocupou-se com minha irmã até o último momento.

Minha avó fez tanto nos anos que passou em Cristais Paulista, como atleta, amiga, cidadã, que a cidade resolveu retribuir dando o nome dela à Praça de Exercício do Idoso: Praça Cecília Beloti Zero. Numa homenagem cheia de sensibilidade, com suas amigas e companheiras de vôlei, com seus filhos e netos, o destaque foi o sorriso cheio de orgulho do meu avô.

VACA PRETA

Após um daqueles típicos almoços na casa da minha avó, que costumavam ter mais opções do que num restaurante à quilo – macarronada, mafufo, arroz, feijão, frango caipira, mandioca cozida, couve picadinha, alface e tomate –, todo mundo resolveu tomar sorvete.

Havia uma garrafa de guaraná e alguém sugeriu misturar com o sorvete. "Fica bem gostoso. É a vaca amarela".

"Ah eu gosto mesmo", retorquiu minha avó, "é de tomar vaca preta" – que é o sorvete misturado com Coca-Cola.

Stella, que não estava familiarizada com nenhum daqueles termos bovinos, largou sua tigela na mesa e saiu fula da vida:

– Creeeeedo, que horror!

8

MUDANÇA PARA FURNAS

No final de 1989, o setor do meu pai foi transferido para Furnas. Só para esclarecer: Furnas é o nome da empresa, mas também o de uma das vilas que abrigam os funcionários. Antes morávamos na vila de Estreito e, naquele momento, mudamos para a de Furnas, em Minas Gerais, próxima à cidade de Capitólio.

A princípio, o grupo ia para uma subestação em Campinas, mas, por conveniência política da empresa, foi mandado inteiramente para Furnas. A contragosto. Não havia casas para todos os que foram transferidos. As disponíveis eram muito inferiores às de Estreito. Muitos funcionários, aborrecidos, decidiram morar em Passos, a cidade grande mais próxima.

Ao meu pai, foi disponibilizada uma casa em péssimo estado. "Tem uma outra, mas é pior do que essa e muito isolada" – informou o encarregado. Mesmo assim, meus pais quiseram conhecer. A casa ficava logo na entrada da vila, distante das outras e do comércio. Estava muito mal-conservada, com mato alto. Uma plantação de pimenta, que crescera fora de controle, escondia a fachada. Os últimos moradores tinham sido três operadores da usina que só a usavam como dormitório. Em nada o lugar se parecia com um lar, mas o terreno era inteiramente plano, tinha quase 4.000 metros quadrados e era muito arborizado. Meus pais viram ali bastante potencial e decidiram ficar com a casa.

Eu tinha quatro anos quando nos mudamos para lá e boa parte das minhas lembranças de infância são do meu pai cuidando daquele quintal. Ele passava o final de semana queimando toco de árvore, tirando caixa de marimbondo, cortando e rastelando a grama. Eu ficava atrás dele chutando uma bola de capotão de um lado para o outro.

Foram muitos anos de arrumação para que o lugar ficasse do jeito que meus pais queriam, mas ficou incrível. Sobre as janelas de madeira, instalaram grades torneadas que, além de segurança, davam ao espaço um ar de casinha de campo. Meu pai trouxe de Estreito o poste de eucalipto e construiu um novo quiosque no jardim. Com os anos, construíram uma piscina e um campinho de futebol. Era tudo que um moleque da minha idade podia querer.

Eles decidiram colocar minha irmã na Apae, em Passos. Tinham guardado um dinheiro e decidiram que iriam usá--lo na compra de um segundo carro para essa viagem, mas, nesse meio tempo, veio o plano Collor e a poupança deles foi confiscada.

Outras duas crianças especiais do acampamento também precisavam de transporte para a Apae. Minha mãe conseguiu junto a um diretor de Furnas um carro para levar as três. Stella, Flaviana e Miriam iam todos os dias de Furnas para Passos e as mães se alternavam acompanhando.

Minha irmã ficou cerca de dois anos na Apae. Depois, começou a estudar na Escola de Furnas e é a partir daqui que eu tenho lembranças mais claras da minha relação com ela.

Nós íamos a pé de casa até a escola, seguindo pelo campo de futebol, pelo Bairro dos Pernilongos, atravessando a pinguela de madeira, entrecortando os escritórios de Furnas, passando em frente à rodoviária – que era basicamente uma banca de revistas que vendia passagem de ônibus –, até finalmente chegar à escola. Aqueles cerca de dois quilômetros, aos sete anos de idade, eram uma grande aventura para mim. E Stella, mais que minha companheira de jornada, era minha mentora, que indicava os caminhos e dizia o que eu podia ou não fazer, seguindo à risca as instruções da minha mãe.

Os primeiros anos da Stella em Furnas foram seu período de maior autonomia. Embora não praticasse as mesmas atividades das outras crianças, estava na melhor fase de adaptação de sua vida e essa foi uma das razões de os meus pais terem decidido transferi-la da Apae para a escola regular. Ela aprendeu a fazer as operações de soma e subtração, conseguia ler – com bastante dificuldade, mas lia – e escrevia algumas frases não muito complexas.

Pedalava pelo acampamento inteiro e tinha um jeito particular de descer da bicicleta: com a Ceci ainda em movimento, minha irmã saltava para um dos lados e corria alguns passos segurando-a pelo guidão até conseguir parar. Algumas vezes o guidão lhe escapava e a bicicleta se estatelava no chão. Um dia, uma senhora muito carola presenciou uma dessas escapulidas. No dia seguinte, apareceu lá em casa convidando minha mãe para um terço que rezariam em nome da Stella "que por um milagre não tinha caído da bicicleta". Minha mãe declinou educadamente do convite.

Na escola, ela sempre tinha privilégios. Ficava na cantina comendo e papeando com as cozinheiras. Vez ou outra descolavam até um travesseiro para ela dormir. Não sofria bullying ou, se sofria, não sabia dizer. Nunca chorou ou reclamou do comportamento de algum colega. Pelo contrário, muitas amiguinhas iam brincar com ela em casa. Mas Stella não curtia por muito tempo. Logo se entediava com os brinquedos, com as bonecas e com as amigas e queria deitar para dormir. Ela confundia as palavras lençol, berço e travesseiro. Durante um período, trabalhou em casa uma empregada doméstica muito mal-humorada e bem caipira chamada Carlota. Stella um dia chegou na cozinha e pediu, sem cerimônia: "Tia, arranja um berço pra eu dormir?". Carlota olhou bem séria para Stella e respondeu seca: "Tá fácil não. Só se eu virar um!".

A memória da Stella era peculiar. Confundia nomes de objetos, mas sabia de cor o telefone de vários parentes. Por alguma razão, as recordações dela tinham ficado atreladas aos acontecimentos do início da década de 1980. Mesmo os telefones que sabia de cor foram os que ela decorou naquela época. Tanto que nunca memorizou o dígito três que foi adicionado antes dos prefixos no início dos anos 2000. Tudo que ela gostava era daquele período. O carro preferido era o Corcel II; a banda favorita era Menudos. Era torcedora do Flamengo, por causa da geração do Zico. Eu, são-paulino desde a campanha da Libertadores de 1992, tentei convertê-la, mas não rolou. Com a Marina foi bem mais fácil.

Marina é a caçula. Em 1992, quando Stella, com quinze anos, e eu, com oito, já nos sentíamos donos do pedaço, fomos destronados, e se a Stella sempre demonstrou ciúme de mim, com a Marina o problema foi muito maior. Durante a gravidez, ela permaneceu empolgada com a chegada iminente de uma irmãzinha, mas quando nasceu aquela bebezinha que monopolizava todo o tempo da mãe, ela não reagiu bem. Fazia graça para chamar a atenção, era mal-educada e voltou a fazer xixi na cama.

Morando em Minas, mas com cargo efetivo no estado de São Paulo, minha mãe tinha que viajar toda semana para trabalhar. Mas Ribeirão Preto era muito distante e, quando voltou da licença-maternidade, ela pediu transferência para Altinópolis, uma cidade 60 km mais próxima de Furnas. Como tinha carga parcial, ia duas vezes por semana, segunda e quinta-feira. Duas horas para ir e duas para voltar.

Stella, cada vez mais agarrada à mãe, odiava o fato de ela ter que viajar. Ficava enciumada. Minha mãe fazia a bolsa de viagem meio que escondida para não a aborrecer. No outro dia, levantava de madrugada e partia. Numa ocasião, Stella a surpreendeu arrumando a mala e ficou uma arara. Pôs as mãos na cintura e a abordou, inquisitiva:
– Mãe, onde é que você vai?
– Filha, amanhã eu vou para Altinópolis, se Deus quiser.
Minha irmã levantou as mãos para o céu e bradou:
– Esse Deus é um ordinário!

Noutra ocasião, minha mãe se levantou às 5 da manhã, mas não encontrou o terninho azul claro que tinha separado na noite anterior. Ela sempre deixava tudo preparado para não acordar minha irmã e tinha certeza de que tinha deixado a roupa de viagem sobre uma cadeira no canto do quarto, mas não estava lá. Olhou embaixo da cama, vasculhou o guarda-roupa, mas não encontrou. Chegou a pensar que estava ficando louca. Com o barulho da mãe revirando o quarto, Stella acabou acordando. Saiu de baixo das cobertas e se levantou para ir ao banheiro. Estava vestida com o terninho azul claro.

Quando minha mãe entendeu o que tinha acontecido, caiu na gargalhada e a interpelou:

– Por que você vestiu minha roupa, Stella?

– Porque eu tava com frio, uai!

Mas não era frio nada. Era só ciúme e uma tentativa ingênua de boicotar a viagem da mãe.

Na escola, com o tempo, Stella passou a produzir cada vez menos em sala de aula. Tinha perdido o interesse. Gostava mesmo era de circular pelos corredores, pedir comida na cantina, puxar conversa com os funcionários.

Minha mãe soube de uma escola de ensino infantil que tinha sido recém-inaugurada na vila e decidiu matriculá-la. A proprietária, Betilamar, buscava os alunos numa Topic toda colorida. Stella ficava eufórica quando a van chegava. Tio Cileno, irmão da minha mãe, querendo saber se ela estava gostando da escolinha, uma vez perguntou:

– Como está indo na escola, Stella?

Ao que ela prontamente respondeu:

– De Topic, tio!

Ela foi muito feliz na escola da Beti. Era tratada como uma rainha pelas professoras. Ficou alguns anos na instituição até os problemas de saúde se agravarem. Foi a última escola que ela frequentou.

TUDO SOB CONTROLE

Meu pai tinha um filho de doze anos, uma Fiorino preta e montes de grama recém-cortada e rastelada no jardim de casa e viu nisso uma oportunidade. Resolveu me ensinar a dirigir. Em contrapartida, eu teria que recolher os montes de grama, jogá-los na caçamba da Fiorino e amontoá-los num canto do quintal. Parecia o plano perfeito. Ele só não contava com a desaprovação absoluta da Stella. De braços cruzados e com um bico enorme, soltou furiosa:

– Eu sou a irmã mais velha! Eu que vou dirigir primeiro!

Meu pai riu de início, mas logo viu que ela não estava para brincadeiras. Então pensou: "Por que não?". Os montes de grama podiam esperar um pouco.

Juntei-me à minha mãe e à Marina no quiosque para assistir de perto ao evento. Stella assumiu o volante da caminhonete – meu pai no banco do carona colocou uma mão no volante e outra no freio de mão e repetiu insistentemente para ela soltar o pedal da embreagem e apertar o do acelerador devagarinho. "Tudo sob controle", pensou. Só que quando Stella, depois de dezenas de tentativas, finalmente conseguiu fazer o carro andar, ela pisou no acelerador com toda a força. Antes que meu pai tivesse tempo de reagir, a Fiorino já estava pendurada num toco de árvore no meio do jardim.

Foi um barulhão! A roda dianteira esquerda ficou girando no ar. Meu pai desceu correndo para ver o tamanho do estrago e a Stella saiu do carro triunfante:
— Você viu que eu dirigi, mãe?

9

TIRA ESSE BARULHO DAQUI, MÃE!

Todos os laudos feitos pelo Dr. Bustamante nos exames semestrais da Stella se encerravam com a anotação "sem medicação".

Mas isso mudou no começo da vida adulta da minha irmã. A partir de então, tivemos em casa nossa própria versão de "O Pulso", de Arnaldo Antunes:

Cefaleia, dispneia, dispepsia, talassemia, hipotireoidismo, diverticulite, *gastronomia*...

Em 1995, como Stella não estava dormindo bem já há alguns meses e apresentando um comportamento muito agitado, pela primeira vez o médico receitou um fitoterápico para ansiedade.

Depois, descobriram um nódulo na tireoide da Stella, que passou a ter que tomar Synthroid regularmente.

Na sequência, um diagnóstico de bexiga neurogênica, uma disfunção que a fazia reter boa parte da urina na bexiga e outro de potomania, um distúrbio psicológico caracterizado pela necessidade permanente e incontrolável de beber água.

A combinação dos dois fatores fazia com que ela tivesse que ir ao banheiro com muita frequência.

Passou também a tomar digoxina, um remédio para insuficiência cardíaca.

Numa espiral negativa, Stella começou a se queixar de um barulho no ouvido. No início, ela ocasionalmente mencionava que estava ouvindo algo diferente, mas com o tempo as reclamações foram ficando mais constantes. Ela perguntava sobre o assunto para quem quer que cruzasse seu caminho e, numa ocasião, minha mãe a flagrou colocando um dente de alho dentro da orelha, porque alguém tinha dito que alho fazia bem para o ouvido.

Minha irmã passou a ter um comportamento agressivo. Tinha um surto de irritação e se descontrolava. Numa ocasião, quebrou a porta de vidro da sala com um chute. Noutra, arremessou uma escova de cabelo e trincou o espelho do banheiro. Um dia partiu para cima da Fia, a empregada que trabalhava em casa há anos, aos socos e pontapés e quando eu tentei segurá-la me mordeu enfurecida.

Como nessa época o acampamento de Furnas era muito seguro, o portão de casa vivia destrancado. Uma vez Stella conseguiu fugir, pedir carona na porta de casa e chegar até o hospital. Entrou na enfermaria gritando que estava passando mal. Como todo mundo se conhecia na vila, uma médica logo ligou para avisar minha mãe – àquela altura já desesperada com o sumiço da filha – que ela estava sã e salva.

Stella começou a não dormir de madrugada. Ficava perambulando pela casa, revirando fotos antigas, pastas de documentos, gavetas de roupas. Acordamos num dia e ela tinha embaralhado, com a habilidade de um crupiê, meu material de escola com o de trabalho da minha mãe. Numa noite, minha mãe acordou sentindo cheiro de gás e, ao chegar à cozinha, viu que Stella tinha girado todos os botões do fogão. Ao perceber o tamanho do susto e do aborrecimento da mãe, minha irmã passou a fazer isso com frequência, numa espécie de desafio. Tínhamos que fechar o gás e deixar a cozinha trancada.

Em 1996, meus pais viajaram sozinhos e, Stella, Marina e eu ficamos 26 dias com meus tios Célio e Leni, em Araxá. Três anos depois, a situação era tão diferente, que Stella não passava sequer um dia sem minha mãe. Ninguém, além dela, dava conta da minha irmã.

Já não era só o barulho no ouvido, mas todo tipo de cisma, transtorno, compulsão. Dizia que estava com febre, com dor de cabeça, com dor de dente. Numa reunião de família na casa do Tio Toninho, fiz um teste. Na sala, falei para Stella que estava sentindo uma "gastronomia" muito forte. Ela correu para a cozinha e gritou para as tias que estavam ali: "Me ajuda. Eu tô com gastronomia". Era difícil saber o que era real e o que era necessidade de chamar atenção.

O momento mais difícil foi em 1999, às vésperas do casamento da prima Sara, do qual Stella foi daminha. Ela já tomava antidepressivos e ansiolíticos, mas estava no meio de uma crise tão severa, que passou a sentir cheiro de urina em tudo. Parou de se alimentar por causa disso. Perdeu seis quilos num período de alguns meses. Na época, o médico da Beneficência explicou à minha mãe que "sentir cheiro" é o grau máximo de um transtorno obsessivo.

Algumas pessoas de Furnas passavam por tratamento com Dr. Pedroso, um psiquiatra de Belo Horizonte. Minha mãe resolveu levar a filha para uma consulta. O médico prescreveu alguns medicamentos e pediu para que retornassem dali a trinta dias. No retorno, Stella estava tão transtornada, que minha mãe foi para BH de ônibus porque sabia que não conseguiria dirigir com ela naquele estado. Dr. Pedroso decidiu interná-la no mesmo dia e a encaminhou para o Hospital-Clínica Santa Marta, onde ele atendia.

Minha mãe conta que foi uma das piores experiências de sua vida. A clínica não tinha qualquer aconchego. Era um verdadeiro depósito humano.

Entre os internados, havia uma mulher que ficava na porta do elevador com uma sacola implorando para ir embora 24 horas por dia. "Eu deixei roupa para passar, me leva para minha casa". Outra tentou se jogar da janela do prédio e passava o dia amarrada à maca. Uma paciente ficava o tempo todo gritando que queria cigarro.

Minha mãe se fechou dentro do quarto e só abria a porta para as enfermeiras. Estas, por sua vez, eram negligentes e de uma insensibilidade que beirava a grosseria. Era comum vê-las batendo boca com acompanhantes indignados.

As camas do hospital eram horríveis, os colchões desconfortáveis, as paredes emboloradas. Não havia sequer poltronas para os acompanhantes.

No café da manhã trouxeram duas garrafas, uma com chá e outra com café. De tão ruim, minha mãe não soube distinguir qual era o quê. Eles usavam para o chá a garrafa em que já tinham colocado café. A comida era ainda pior.

Houve uma reunião de acompanhantes com uma psicóloga e alguns representantes do hospital. Os relatos de descortesia dos enfermeiros, descaso dos médicos e falta de humanidade em geral eram uníssonos. Minha mãe, que estava ali há menos tempo, ficou por último e, quando tomou a palavra, disse que se alguém entrasse ali são, enlouqueceria em poucos dias.

Desde a internação, Dr. Pedroso ainda não tinha visitado minha irmã. Apareceu no dia seguinte à reunião por volta das 7 horas. Exalava um odor etílico tão forte que minha mãe só lhe dirigiu a palavra para exigir que ele desse alta à Stella, o que ele prontamente atendeu.

Minha mãe tinha deixado com o médico três cheques de novecentos reais cada, para trinta, sessenta e noventa dias. O cretino descontou os três naquele mesmo dia.

Os surtos foram ficando cada vez mais frequentes e intensos, de maneira que era muito difícil ir a qualquer lugar com ela. A despeito disso, num verão, fomos para a casa de praia do Tio Luiz, primo da minha mãe. Não se sabe se por causa da pressão atmosférica maior ou se porque ela tinha tomado muito refrigerante – o que descobrimos mais tarde ter um efeito potencializador nos sintomas –, mas o fato é que aqueles dias no litoral foram um verdadeiro inferno. A reclamação do barulho no ouvido tinha se tornado uma obsessão contínua. Stella agarrava o indicador da minha mãe e enfiava na própria orelha, pedindo desesperada:

– Tira esse barulho daqui, mãe!

A família se revezava tentando acalmá-la, mas ninguém conseguia. Um dia, o primo Luiz Fernando, que devia ter à época uns três anos, com aquela sensibilidade que só criança tem, pegou a Stella pela mão, levou-a até a varanda e disse que ela precisava rezar para se acalmar. Pediu para ela fechar os olhos e começou uma Ave Maria, mas como era muito novinho, se confundiu e encerrou a oração com "agora é a hora de nossa morte, amém" para gargalhada geral dos que assistiam à cena. É um dos poucos momentos leves de que me lembro nessa viagem. A ideia era passar uma semana das férias com os tios em Ubatuba, mas voltamos para Furnas no quarto dia.

Os médicos que meus pais consultaram encheriam um ginásio de esportes. Otorrinos, neurologistas, psiquiatras. Ninguém descobria o que causava o barulho no ouvido ou sequer podia comprovar que o tal barulho existia de verdade; que não era uma espécie de delírio.

Meu pai descobriu uma médica na USP, especialista em zumbido no ouvido e marcou uma consulta. Retornou desolado. Ela disse que não havia nada que pudesse ser feito e relatou que há casos de pacientes em que o zumbido permanece mesmo depois do nervo auditivo ser cortado.

Minha mãe topou até mesmo submeter Stella a uma cirurgia espiritual, o que para ela, professora de física, cética, soava como aderir ao terraplanismo. O procedimento, como todas as outras abordagens, não surtiu qualquer efeito.

Por vezes, o desespero da minha irmã era tão grande, que ela arrancava toda a roupa do corpo. Chegamos a apanhá-la completamente nua no quintal de casa.

A reclamação do barulho no ouvido não durou dias ou semanas. Foram uns quatro anos de suplício. Mas minha mãe nunca deixou de acreditar numa solução. Numa ida à Beneficência Portuguesa para os exames periódicos, ela teve um estalo. Durante a consulta de rotina, pediu para falar com Dr. Radi Macruz, o chefe da equipe pediátrica, que já não atendia Stella há muitos anos porque ela não era mais criança. O médico estava com a agenda cheia, mas minha mãe insistiu. Disse que não iria embora antes de conversar com ele. Conseguiram-lhe um encaixe.

Enquanto aguardava na sala de espera, rabiscou num papel tudo que achava importante relatar. Listou os remédios que Stella tomava e encadeou os acontecimentos dos últimos anos da maneira mais concisa que pôde. Ao ser chamada, lançou-se para dentro do consultório como quem dá um *all-in* numa mesa de pôquer.

Dr. Radi examinou Stella meticulosamente por mais de uma hora. Num determinado momento passou os olhos pela lista de remédios que minha mãe trazia e se deteve por mais tempo em um deles: "Synthroid".

O médico colocou o estetoscópio no ouvido e, auscultando o coração da Stella, começou a emular com a boca o som do batimento cardíaco.

– É esse o barulho que você escuta?

Stella ficou desnorteada, dizendo que sim.

Depois colocou a ausculta no ouvido da Stella para que ouvisse o próprio batimento.

– É esse barulho aqui, Stella?

– É! – respondeu, desesperada, com os dois polegares para cima.

Dr. Radi explicou que o Synthroid altera o ritmo cardíaco e aumenta o fluxo sanguíneo. Disse que Stella estava escutando a batida do coração no ouvido e que isso devia lhe causar um desconforto extremo. Ele substituiu o remédio e previu que demorariam alguns meses para Stella esquecer o incômodo, porque estava condicionada, mas que esqueceria.

Como o médico previra, Stella falou no barulho por mais uns três meses e depois nunca mais reclamou. Angústia e sofrimento de anos aliviados por aquela decisão iluminada do médico.

Com a retirada do remédio e o acerto da dosagem dos antidepressivos e ansiolíticos, a condição da Stella melhorou muito, embora nunca mais ela tenha voltado ao patamar de autonomia que teve na adolescência. Os episódios de ansiedade extrema e agressividade diminuíram e isso trazia alívio. Porém, dentre tantas tomografias computadorizadas, ressonâncias magnéticas, ultrassonografias, eletroencefalogramas, raios-x, ecocardiografias, angiografias, uma evolução lenta e silenciosa se destacava nos exames, como uma nuvem negra que paulatinamente se aproxima no horizonte. Em 1995, o médico escreveu no laudo de um ecodopplercardiograma: "Sinais de hipertensão pulmonar". No exame de 1997, a anotação mudou para "hipertensão pulmonar de grau discreto". Alguns anos mais tarde, ao lado da informação "hipertensão pulmonar de grau importante", a médica puxou uma seta e escreveu à caneta em letras maiúsculas: SEVERA. Ainda ouviríamos falar muito sobre essa condição.

NA IMIGRAÇÃO

Em julho de 1998, durante a Copa do Mundo, nós viajamos para os Estados Unidos. Assistimos à fatídica final contra a França num telão no Epcot Center ao lado de três franceses que nos trataram que nem o Zidane tratou a nossa zaga.

Foi todo mundo lá de casa: minha mãe, meu pai, minhas irmãs e eu. Não era tarefa fácil para os meus pais andar com essa turma toda. A Marina era uma bonequinha, mas, então com seis anos, tinha que ser supervisionada o tempo todo. Eu tinha quatorze. Ninguém de quatorze anos deve ser levado realmente a sério, mas todos com essa idade acham que sim. Eu era chato e cheio de vontades, como os garotos de quatorze anos costumam ser. E Stella era uma metralhadora giratória de perguntas que precisava ir ao banheiro de hora em hora, pedia comida de 15 em 15 minutos e reclamava do barulho no ouvido quase sem parar.

Com esse trio, seria mais do que justificável que meus pais quisessem viajar sozinhos, mas, apesar de todas as dificuldades, eles sempre fizeram o possível para viajar com a gente. Mais do que isso: montavam um roteiro todo pensado para os filhos. Nessa viagem, por exemplo, por causa da paixão da Stella por foguetes, incluíram uma visita à base da Nasa em Cabo Canaveral. Minha irmã fez o tour inteiro com as mãos tapando os ouvidos, mas numa alegria que dava gosto de ver. As boas lembranças que tenho desses momentos me fazem pensar que o esforço valia a pena. Uma lição de vida que pretendo exercitar com minhas filhas.

Chegamos ao aeroporto de Miami numa tarde ensolarada e muito quente. Recolhemos as bagagens na esteira e nos dirigimos ao balcão da imigração.

Meu pai fala inglês fluentemente, embora nunca tenha feito curso, nem morado fora do país. Aprendeu como autodidata. Ele se aproximou da oficial da alfândega e apresentou nossos passaportes.

A funcionária fazia algumas perguntas e meu pai ia respondendo. Tudo em inglês, claro. Stella ficou estupefata com aquilo. Acho que ela nunca tinha visto ninguém falando em outra língua. Observava atentamente aquela conversa sem pé nem cabeça, sem acreditar que meu pai e a americana conseguiam se entender com aqueles sons estranhos.

Ela foi se aproximando cada vez mais dos dois, movendo o pescoço a cada frase como quem assiste a um jogo de tênis. De repente, interpelou a oficial. Caprichando bastante no gestual, disse algo como:

– Révi lédis crupi flais?

– What? – replicou a funcionária.

– O que foi Stella? – interveio meu pai.

– Ahhh, nada! – minha irmã deu de ombros e saiu pisando forte pelo saguão do aeroporto, frustrada e reclamando:

– Por que é que ela entende meu pai e eu ela não entende?

10

ZÉ MARIÍNHA

M eus pais se divorciaram por volta das minhas primeiras espinhas. Não foi um rompimento asséptico como o do William Bonner e da Fátima Bernardes. Foi mais para Ximbinha e Joelma, com direito a barraco, choro e muito sofrimento para todos nós. Meu pai estragou tudo, tal qual um elefante numa loja de cristais. Parafraseando Chico: "O dono andava com outra dose. A voz era de um dono só".

Penso nas coisas que ele e minha mãe conquistaram enquanto casados, na cumplicidade cultivada em torno dos desafios com a Stella, na incrível transformação que fizeram na nossa casa, nas viagens que fizemos em família e não me chega à compreensão a opção que ele fez para a vida dele.

Com o fim do casamento, coube a mim o papel de administrador da massa falida, cargo que eu jamais postulei. Meus pais não souberam lidar civilizadamente com a situação. Em vez de impedirem que os efeitos da separação atingissem em cheio os filhos, nos colocaram bem no meio da arena de guerra em que a relação dos dois se transformou. Com a tenra idade da Marina e com as limitações da Stella, eu é que fiquei mais conscientemente exposto àquela desordem barulhenta. Eu era novo demais para intervir, mas maduro o suficiente para entender perfeitamente o que estava acontecendo.

Olhando em perspectiva, percebo que nenhum evento teve tanto impacto na minha vida e na construção da minha personalidade como aqueles longos anos de brigas e ofensas. Aquilo me tornou mais inseguro, desconfiado. Não foi fácil, em plena adolescência, perder a referência paterna dentro de casa e assumir um papel – para o qual eu não estava preparado – de arrimo emocional das minhas irmãs.

Mas se foi difícil para mim, para elas aquilo foi muito mais doloroso. Meu pai saiu de casa no período mais crítico da Stella e ela sentiu demais sua ausência. Duas coisas feriam muito os sentimentos da minha irmã: primeiro, o fato de ela querer ter um relacionamento amoroso. Sempre que via uma cena romântica na novela ou um casal de mãos dadas na rua, ela perguntava:

– E eu? Quando que eu vou namorar?

Não é simples dizer que grau de consciência Stella tinha de si própria. Em algumas circunstâncias, agia como uma criança de pouca idade – avançava sobre a comida, fazia xixi na roupa, se complicava em tarefas fáceis –, mas, em outras, demonstrava compreensão plena dos fatos e de nuances que exigiam profunda sensibilidade. Lembro de meus pais a proibirem de fazer alguma coisa que queria muito e ela vociferar, indignada:

– Eu não sou doente mental! – quando ninguém havia dito que ela era. Talvez tenha escutado isso de algum colega na escola ou quem sabe entendesse que havia algo diferente com ela em relação a outras meninas da mesma idade. O fato é que as limitações não a impediam de entender o amor, de sonhar viver um romance e de sofrer por não realizar esse sonho.

E a outra coisa que a feria muito era a ausência do pai. Ela abraçava o vento muitas vezes por dia, dizendo "saudade" e perguntava para todos, principalmente para pessoas desconhecidas – que ela pensava que poderiam ter outra resposta –, se o pai iria voltar para casa.

Tenho lembranças de, logo que nos mudamos para Furnas, meu pai entrar no quarto em que dormíamos Stella e eu imitando um lobo e de a gente se esconder debaixo do lençol. Ele se aproximava cada vez mais – bem devagar, para manter o suspense – e finalmente agarrava nossos pés e explodíamos numa gargalhada. Depois saía e tocava no órgão da sala a musiquinha de ninar da propaganda das Pernambucanas: "Um bom sono pra você e um alegre despertar." Todas as noites eram assim, numa espécie de ritual.

Tenho a impressão de que o divórcio cobrou de todos nós um preço muito alto. Racionalmente, sou bem crescido para entender que relacionamentos terminam e que, quando chega a hora, o "até que a morte nos separe" – dito de forma tão cerimoniosa – não inibe ninguém. Mas é muito corriqueiro me pegar pensando como seria nossa vida se as escolhas do meu pai tivessem sido outras. Como seria receber meus pais em casa para passar o fim de semana, ou viajar com os dois e com minha irmã e minhas filhas. O divórcio teve um peso ainda maior para Stella. Minha mãe acha que ela nunca conseguiu se reelaborar sem o pai. De fato, ela perguntava dele o tempo todo. Embora ele nunca tenha se afastado completamente de nós, era da falta desse convívio diário que Stella se ressentia; do pai ao alcance das mãos a qualquer momento.

Meu pai sempre foi bastante rígido e as regras para Stella eram as mesmas. "Stella, é assim!". Estava sempre a ensinando e cobrando dela. Foi justamente por essa exigência dele que ela aprendeu a andar de bicicleta, a cantar no tom, etc.

Depois da separação, ele ficou mais maleável. Uma ou duas vezes por semana ele saía de Passos, para onde se mudou, e ia até Furnas buscar minhas irmãs. Eu me recusava a ir; tinha escolhido o lado da minha mãe. Acho que apenas numa ocasião eu fui com as duas e, nesse dia, meu pai achou que seria uma boa ideia nos levar ao cinema. Quando chegamos, o filme em cartaz era *O Mundo das Spice Girls*. Eu queria me matar! Para piorar, ainda encontrei uma amiga do colégio na fila da pipoca. Eu só pensava na zoação que teria que aguentar na escola no dia seguinte. Foi o segundo pior filme que já vi no cinema. Só perde de *O Dia em que a Terra Parou*, com Keanu Reeves.

As idas e vindas das minhas irmãs para Passos renderam várias pérolas da Stella, como no dia em que ela entrou no carro e, toda séria, perguntou:

– Pai, você peida?

– Claro, Stella. Todo mundo peida.

– Então peida pra eu ver!

Ela tinha um ritual ao entrar no carro. Abaixava o quebra-sol para ver no espelhinho se estava bonita, cruzava as pernas e com toda a delicadeza fazia um carinho no queixo do meu pai.

– Te amo, pai!
– Te amo, Teca – ele respondia efusivo e ela ficava toda sorridente.
Meu pai soube explorar como ninguém a aptidão musical da Stella. Cantavam dezenas de músicas juntos. Em "60 Dias Apaixonado" meu pai ia subindo o tom no violão, obrigando-a a cantar cada vez mais agudo, o que ela fazia até chegar ao falsete, sem desafinar. Quando finalmente percebia que estava sendo testada, Stella saía rosnando e apontando o dedo para o meu pai:
– Ah, Zé Mariínha!
Sempre o chamava assim quando estava brava.

Meu pai errou muito como marido e é claro que, em boa medida, isso também se refletiu em seu papel paterno, mas ele nunca deixou de nos acompanhar de perto e de celebrar nossas conquistas e jamais foi omisso comigo, com a Marina e principalmente com a Stella.

Quando ela já estava muito debilitada, conectada a um cilindro de oxigênio vinte quatro horas por dia, eu ia visitá-la em Furnas e tudo que eu queria era ficar juntinho dela, no aconchego daquelas mãozinhas. Meu pai sempre ia muito além do trivial nos cuidados com minha irmã. Instalava uma extensão elétrica no quiosque, carregava o cilindro e colocava Stella para tomar sol; depois fazia massagem, insistia com ela na fisioterapia pulmonar, passava exercícios para ela não perder a musculatura das pernas e cantava para ela as canções dos dois, quando ela já não conseguia mais acompanhá-lo.

Eu tenho muito orgulho daquela atitude, muito respeito por aquela dedicação tão abnegada. Todo aquele empenho alcançou também a mim, como se ao cuidar da minha irmã, ele também me afagasse.

Todo consultório oftalmológico tem aquele aparelho em que o paciente encosta os olhos e observa uma imagem enquanto o médico ajusta as lentes e pergunta: "Piorou ou melhorou?". A devoção com que meu pai se doou à Stella naquele período funcionou como um ajustar de lentes, corrigindo uma visão distorcida e fora de foco que há muito eu tinha dele. "Melhorou!".

Embora eu tivesse feito as pazes com meu pai muito antes do agravamento da saúde da Stella, acho que foi ali que eu me reconectei de verdade com ele, que o enxerguei como o humano que é, com todas suas idiossincrasias, seus vícios e suas tantas virtudes.

PINGA NI MIM!

Numa das noites que Stella foi para Passos com meu pai, ele a levou para jantar num restaurante em que era frequentador assíduo.

Sentaram-se e ele pediu ao garçom, como sempre fazia, uma latinha de Antártica e uma dose de pinga e foi ao banheiro. Quando retornou, viu que sobre a mesa havia só a lata de cerveja; o copo em que deveria estar a pinga estava vazio.

Olhou para Stella. Estava com os olhos esbugalhados e uma cara de quem tinha feito coisa errada.

– Você bebeu a pinga, Stella?

Ela levantou os ombros, se recostou na cadeira, fitou meu pai de soslaio e não respondeu nada. Ele insistiu:

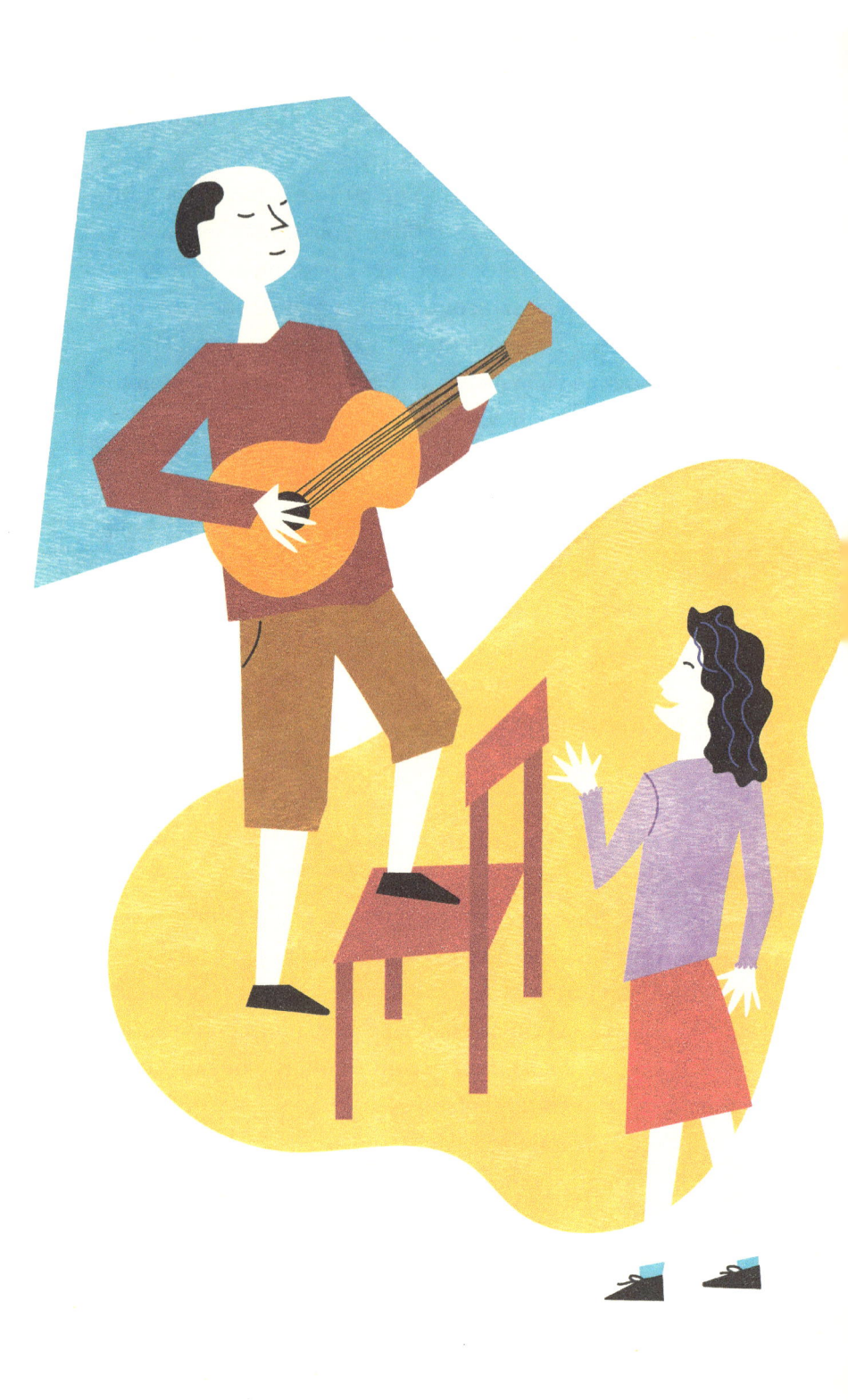

— Você bebeu a pinga, Stella?

Daí ela respondeu:

— Bebi, pai! Eu pensei que era água, né!?

Meu pai serviu-lhe logo o jantar e ficou observando para ver se ela teria alguma reação, mas Stella ficou bem. Jantou normalmente e ainda quis sobremesa.

Foram para o apartamento e meu pai imaginou que ela ficaria muito bêbada, porque, segundo confirmou o garçom, era uma dose caprichada de pinga.

Ao chegarem ao apartamento, meu pai comentou:

— Nossa, Stella, imagina quando eu contar essa história para mamãe!

E aí se deitaram. Ela não teve nada; dormiu tranquila, mas não se esqueceu do último comentário do meu pai.

Na manhã seguinte foram para Furnas. Chegando em casa, Stella entrou na cozinha que nem uma bala. Encontrou minha mãe e bradou com o dedo em riste:

— Mãe, não acredita numa palavra que meu pai disser. Ele é um mentiroso!

11

A CAÇULA

Foi Stella quem escolheu o nome da irmã mais nova, tirado da música de Dorival Caymmi que ela vivia cantando com meu pai. Eu tinha oito anos quando conheci a Marina, deitadinha na cama da vovó Lourdes, rodeada de parentes. Lembro-me de ter ficado "pistola" porque meus primos a conheceram antes de mim.

Na primeira infância, minha irmã caçula foi uma menina doce e alegre. Andava para cima e para baixo com a boneca Ednéia – nome que ela escolheu – e com o "cecêro" – como ela chamava um travesseirinho que segurava junto ao rosto enquanto chupava o dedo. Lembro do seu cabelo dourado e cheio de cachinhos se esvoaçar enquanto ela corria atrás de mim no quintal de casa. Às vezes, só de farra, eu lhe passava uma rasteira para ela cair na grama; ela fazia cara de choro, mas, quando via que eu estava rindo, caía na gargalhada.

Minha irmã perdeu cedo aquela estrutura de família de propaganda de margarina. No período do divórcio, muitas vezes eu me trancava com ela no quarto e aumentava o volume da VHS do *Rei Leão* para ela não ouvir meus pais discutindo. Com o tempo, muito daquela alegria inata virou introspecção e insegurança.

E Stella não facilitava em nada a vida da irmã. As duas tinham quinze anos de diferença. A adolescência da Marina coincidiu com o período crítico dos transtornos e do barulho no ouvido. O convívio era muito tumultuado porque a mais nova era ainda muito imatura e Stella não a deixava em paz. Ela sumia com as bijuterias da irmã, mexia no diário, bagunçava as roupas. Marina ficava possessa, mas Stella nem ligava. Nem entendia o porquê daquela braveza toda. Tomava uma descompostura, mas no dia seguinte estava lá fuçando novamente suas gavetas.

Isso sem mencionar os episódios de crise, nos quais a irmã muitas vezes era a vítima preferencial. Stella lhe jogava objetos e chegou a espatifar um aquário da Marina, que se ressentia ainda mais pelo fato de ela aprontar e não ser castigada.

Como se não bastasse, Stella entregava a irmã em qualquer escorregada, como, por exemplo, quando um namorado que a Marina teve no início da adolescência foi em casa escondido, num dia que minha mãe estava em Altinópolis. Assim que ela chegou, Stella a cercou na porta da cozinha:

– Mãe, veio um amigo da Marina aqui!

E, diferente da irmã mais velha, tome castigo!

Em 2004, Stella já não frequentava a escola e minha mãe achou que seria interessante que passasse por terapia. Procurou a psicóloga Patrícia Dias por causa da especialização em ecoarterapia, um método terapêutico que une aspectos criativos e elementos da natureza. O jardim de casa, com um gramado grande, todo tipo de árvore, passarinhos e muitas flores tinha material de sobra para as duas trabalharem, mas minha irmã não foi receptiva. Talvez por passar muito tempo em casa, ela via na psicóloga justamente uma oportunidade de sair de lá; não queria ela ali dentro.

E as coisas se desenrolaram como Stella desejava. Não por uma questão de permissividade, mas simplesmente pelo entendimento de que se não fosse do jeito dela, o tratamento não traria nenhum resultado, além de irritação desnecessária.

Estabeleceu-se uma rotina: Patrícia chegava em Furnas – ela era de uma cidade próxima –, pegava Stella em casa e seguiam para o consultório.

A psicóloga conta que já tinha quatro anos de profissão, mas que minha irmã desafiou tudo que ela aprendeu na universidade e nos primeiros anos de trabalho. Stella tinha momentos de enorme irritação, impaciência, de não querer colaborar. Nem sempre era fácil manter sua atenção. Do nada, ela se desinteressava e queria ir embora. Patrícia tinha que se reinventar todos os dias.

Às vezes, Stella queria comer bolo e a psicóloga a levava para baterem um papo na padaria; noutro dia, queria pastel de queijo – que ela dizia queijxxxuuu, com um assobio no final – e então a terapia acontecia na barraca da feira.

Mas o que mais conectava paciente e terapeuta eram os ídolos dos anos 1980. Patrícia era só três anos mais nova que Stella e também tinha sido fã de Paulo Ricardo na infância. Tinha no consultório o Almanaque dos Anos 80 – com as bandas, os desenhos, os brinquedos e as novelas da década –, que Stella folheava em todo começo de sessão. Foi a fórmula para conquistar a confiança da minha irmã.

A psicóloga tem uma teoria de que a fixação da Stella pelos anos 1980 se deve ao fato de os pais ainda não terem se separado naquela época e, por isso, ela associava a década a um momento de felicidade plena. É uma boa hipótese, embora eu sempre tenha pensado que tivesse mais a ver com a autonomia que ela atingiu naquele período. Ia ao clube sozinha, andava de bicicleta, frequentava a escola. Por causa da síndrome, ela foi regredindo e com o tempo deixou de se interessar por coisas novas, guardando na memória apenas as lembranças antigas. Talvez seja um misto das duas coisas.

Stella passou pela psicóloga por onze anos. Patrícia se impressionava com a complexidade de suas perguntas a respeito da vida, das pessoas, da existência. "Ela estava muito além de nosso tempo. A intuição e sensibilidade da Stella – sem nenhum componente de religiosidade, mas apenas considerando o que a psicologia chama de psicológico-intuitivo –, eram muito fortes e mexiam comigo".

Os intuitivos, segundo Carl Jung – se é que eu entendi bem –, são extremamente sensíveis aos estímulos mais sutis. São pessoas que quase advinham o que os outros pensam ou sentem. A psicóloga conta que Stella foi a primeira a perceber que ela havia se separado do marido e, depois de um tempo, que ela estava namorando outra pessoa.

Nós, da família, tínhamos essa mesma sensação. Parecia que, quando a Stella punha aquele par de olhos azuis sobre alguém, podia enxergar a alma da pessoa. Ela estava atenta aos sentimentos de todos que a rodeavam. Podia acontecer de, sem mais nem menos, ela perguntar: "Por que é que você está triste?" e acertar a intuição na imensa maioria das vezes.

No consultório, ela fazia questionamentos de toda ordem. Perguntava da morte, mencionando as avós, mas como uma coisa boa, como se o céu fosse um lugar bom, cheio de entes queridos, sem tristeza. Sofrimento, para Stella, era sede, fome, saudade do Tio Gilberto. As angústias dela eram questões de curto prazo. "Meu pai vem me ver amanhã?", "Eu vou na escola?", "O que é que tem pra comer?".

Mas também aparecia na terapia o ciúme que ela tinha da irmã. Tinha ciúme de tudo na Marina. Por usar bijuterias e maquiagem, por dividir com ela as atenções da mãe, por ter namorado.

Marina conta que ela não falava "namorado". Perguntava: "Cadê seu noivo?", "O que você faz com seu noivo?".

Marina só dava uma embromada:

— Ele não é meu noivo, é meu namorado. E a gente se abraça, anda de mãos dadas.

— Ah... E quando cês vão casar?

Aos dezessete anos, Marina se mudou para São Paulo para fazer cursinho preparatório para o vestibular e foi nos anos que permaneceu por lá que tudo veio à tona para ela. Como um enfermo após um longo período de inconsciência, ela despertou para o imenso amor que sentia pela Stella.

Lembrava dos sentimentos de adolescente, quando tantas vezes preferiu se isolar a ficar na companhia da irmã; da irritação porque Stella não a deixava assistir à televisão, chamando "mãe" o tempo inteiro, reclamando do ouvido; da vergonha que sentia de ter que parar na estrada para ela fazer xixi ou de ela assoar o nariz onde estivesse. Lamentou não ter entendido antes que todo aquele comportamento era perfeitamente compreensível pela condição da Stella.

A saudade doía, agravada pelo remorso. Marina se indignava pelos sentimentos que tivera no passado. Como pôde sentir vergonha da Stella, se agora tudo que queria era contar seus causos e mostrá-la para todo mundo? Como um dia se sentiu injustiçada por ter uma irmã fora dos padrões, se hoje a percepção era de um privilégio sem tamanho?

Numa ida a Furnas, estavam passeando de carro e Stella começou a fazer perguntas que qualquer irmã mais velha faria. "Como é o lugar que você mora?", "Você está estudando muito?", Os professores são legais?". No rádio, começou a tocar uma música do Capital Inicial e, de repente, ela começou a chorar de soluçar, inconsolável, como se tivesse tido recordações. Marina até me ligou na ocasião, assustada com a lucidez das perguntas e com a emoção com que Stella reagiu.

Esse episódio a marcou muito. Marina sentiu o peso de ter perdido tantas oportunidades de momentos como aquele com a irmã, de afeto e cumplicidade, por pura imaturidade. Desde então, aproveitou cada chance de recuperar o tempo perdido e rapidamente floresceu entre elas uma relação intensa de carinho, confiança e compreensão mútua.

Por obra do destino, Marina foi cursar odontologia na Federal de Alfenas, para imenso orgulho e curiosidade da Stella, que sempre fazia as perguntas de praxe sobre canal, campo cirúrgico, isolamento absoluto, motorzinho. Um dia, Marina resolveu mostrar-lhe um vídeo de um tratamento de canal do início ao fim do procedimento. Stella ficou vidrada por 40 minutos, como se assistisse ao último capítulo de uma novela, e no dia seguinte pediu para ver de novo.

Quando Marina chegava de Alfenas, Stella a recebia numa alegria só, ainda mais quando junto vinha uma pulseira, um brinco ou outra bijuteria. Vez ou outra, Stella também ia com meu pai visitar a irmã. Numa dessas visitas, quando Stella lhe perguntou como era ser dentista, Marina, que ainda estava no primeiro período do curso e não tinha sequer todo o instrumental, decidiu trajá-la a caráter. Vestiu-lhe o jaleco da universidade, as luvas de procedimento e pôs-lhe numa das mãos o espelhinho de dentista. Stella ficou radiante, desfilando por alguns minutos toda paramentada. Foi a realização de um sonho de infância.

Algum tempo depois, quando já estava bem debilitada, deitada de mãos dadas com a irmã mais nova em seu quarto em Furnas, ela perguntou:

– Onde vai ser seu consultório?

– Ainda não sei, Teca, mas você vai ser a primeira a entrar.

– Eu vou ser a primeira a entrar? – perguntou, como se aquilo tivesse sido uma revelação surpreendente.

– Vai!

– Então tá bom! – e sorriu satisfeita.

Marina se formou em julho de 2019, realizando a um só tempo seu sonho e o de sua irmã. A ela foi concedida a menor fatia de tempo de convivência com a Stella, mas talvez a conexão mais cheia de significado. Sinto que há algo de etéreo em terem compartilhado o mesmo amor pela Odontologia, um amor que minha irmã mais velha nutria desde muito antes de a caçula nascer. Ela não chegou a conhecer o consultório da irmã, mas, como Marina registrou em seu convite de formatura, as mãozinhas delicadas da Stella estarão sempre segurando as dela.

AMARELOU

Stella adorava cachorros! Mas adorava que nem a personagem Felícia do *Tiny Toons*: apertava os coitadinhos até quase sufocar. Até o nome do bichinho de estimação das duas era o mesmo – Pinky. Só que em vez de um rato branco de laboratório, a Pinky da Stella era uma cadelinha Pinscher que ela ganhou quando ainda morávamos em Estreito. Essa foi a primeira. Depois dela houve outra, uma vira-lata pretinha que chegou à nossa casa em Furnas logo depois que a Pinky 1 morreu atropelada. Pinky 2 viveu com a gente por dezessete anos. Olhava para os dois lados antes de atravessar a rua. Coisas de vira-lata.

    Stella escolheu os nomes de quase todos os cachorros que passaram pela nossa casa. Foram duas Pinky, três Tobby, um Sloopy e um Luke. A Marina batizou a Jade 1 e 2 e eu escolhi o nome da Penta, que chegou em casa na véspera da final da Copa de 2002. Tivemos também a filhotinha Luna, cruzamento de Golden Retriever com diabo da Tasmânia. Ela odiava lençóis brancos. Como minha mãe gostava, a casa ficou pequena para as duas e Luna foi morar com uma veterinária numa fazenda em outra cidade.

    Com exceção da Luna – que foi embora para Pasárgada –, e da segunda Pinky – que sabia atravessar a rua –, todos os outros morreram atropelados na frente de casa. Fugiam pelo portão da loja que minha mãe tem num canto do terreno e que fica aberto para os clientes. Em pouco tempo, meu pai aparecia com outro filhotinho – para alegria da Stella e desespero da minha mãe. Até que, após a morte do Luke, ela resolveu dar um basta nessa saga trágica e nunca mais tivemos um.

Mas vez ou outra um cachorro de rua aparecia em casa e como a Stella não ligava muito para procedência, não era incomum vê-la tentando brincar com um deles. Minha mãe ficava louca da vida. "Ele vai te morder!", "Ele tá cheio de carrapatos!". Em certa ocasião, um vira-lata amarelo ficou rondando nossa casa por uns três dias. Ela tentou afugentá-lo, mas ele não arredava pé. Num final de tarde, ao entrar em casa, reparou que a roupa da Stella estava cheia de pelos de cachorro. Chegou mais perto e viu que havia pulgas andando na blusa e ficou uma fera. Começou a esbravejar com minha irmã enquanto a arrastava para o chuveiro:

– Eu falei pra você não brincar com o cachorro!

– Eu não brinquei! – Stella negou com veemência, mas como as evidências eram muitas, minha mãe voltou com toda a carga:

– Brincou, sim, senhora!

– Eu não brinquei com cachorro nenhum!

– Stella, não minta pra mim. Você brincou com o cachorro?!

– Não brinquei coisa nenhuma, Maria Albina! – quando Stella estava brava, ela chamava minha mãe pelo nome composto.

As duas se entreolharam por um instante, como num duelo de filme de bangue-bangue, uma esperando o próximo movimento da outra. Minha irmã jamais confessaria. Só que minha mãe é o gatilho mais rápido do faroeste:

– Stella, que cor era o cachorro que você brincou?

– Amarelo.

12

NÓS 3

No filme *O Show de Truman*, o personagem interpretado por Jim Carrey tem sua vida monitorada por câmeras e transmitida em rede nacional vinte e quatro horas por dia, sete dias por semana, desde o dia em que nasceu.

Ele fora sorteado entre cinco recém-nascidos indesejados pelos pais para um programa de TV que se propôs a ser o "primeiro *reality show* da história". Em um estúdio gigantesco com casas, ruas, carros, sol, mar – tudo fabricado artificialmente para simular a realidade –, milhares de figurantes interagem com Truman, num roteiro pré-estabelecido. Ele é o único que não sabe estar vivendo uma vida de mentira.

Quando assisti ao filme, ali pelos meus quinze anos, a sensação foi de *déjà vu*. Quando pequeno, eu tinha a ilusão de que eu era uma espécie de Truman e que todas as pessoas do meu convívio eram atores. Não era uma visão egocentrista. Eu achava que o mesmo estava acontecendo com cada um dos meus amigos e que os pais, os irmãos, os avós, os professores eram estrategicamente escolhidos para interagirem conosco.

Essa impressão foi reforçada com a catequese e o contato com os conceitos de pecado, céu e inferno e o Deus onipresente e onisciente. Imaginava que Stella era a atriz principal da trama arquitetada para mim; que fingia não compreender aquelas coisas simples que meus pais pediam e que ela não conseguia executar; que era tudo uma armação e que o tal Deus estava observando como eu a tratava para determinar se eu era digno do Céu.

Eu não era! Aproveitava cada oportunidade que tinha para beliscá-la quando meus pais não estavam por perto. Um dia, talvez inspirado em alguma maquinação do Coiote contra o Papa-Léguas, aproveitei que ela estava em pé, em cima de um colchão e o puxei com toda força, fazendo-a se esborrachar. Ela chorou, contou para o meu pai e eu me dei mal como o vilão do desenho. Mas o castigo não me impediu de continuar infernizando a vida dela.

Acho que eu sentia ciúme dos privilégios que ela tinha, das coisas que ela podia fazer sem ser repreendida ou então que, se ela fosse mesmo uma personagem, representando aquele papel, o meu era dificultar sua atuação.

Tem pessoas que nascem iluminadas, como Malala, a garota paquistanesa que aos doze anos se engajou contra a proibição dos estudos para as mulheres de seu país imposta pelo Talibã, ou aquele garoto de nove anos que ficou famoso no YouTube fazendo elucubrações incríveis sobre o universo e o sentido da vida enquanto caçava formigas no quintal de casa. Eu não. Era só mais um moleque comum, que comia manga do pé, jogava futebol descalço na rua e gostava de atazanar a irmã mais velha.

Um dia, no clube de Furnas, durante uma aula de tênis, um garoto me perguntou se a Stella era "biruta". Meu sangue ferveu. Ainda mais quando os outros moleques começaram a botar pilha: "Vai deixar falar assim da sua irmã?". Só sei que no final da aula eu parti para cima dele aos socos e pontapés.

Acho que essa foi a primeira vez que eu senti que tinha que defender a Stella; que a enxerguei como um cristal raro que precisava ser cuidado; que eu era parte da rede de proteção dela. Também foi a primeira vez que eu senti a pressão de ter uma irmã que foge aos padrões; o peso do julgamento alheio.

Mas só fui compreender na sua inteireza o privilégio de ter a Stella como irmã, bem mais velho, por volta de uns dezesseis anos. Nesse ponto, minha história se parece muito com a da Marina. Eu fui para Franca estudar Direito aos dezessete, mesma idade com que ela foi para São Paulo fazer cursinho, mas, como sou oito anos mais velho que ela, tive todo esse tempo a mais para curtir a Stella em sua plenitude.

Com o amadurecimento, nossa relação foi ficando cada vez mais especial. Eu adorava levá-la para passear. Ela me perguntava sobre minha vida, pedia para trocar de olho comigo, reclamava da irmã, queria saber dos Menudos, das Paquitas, do Ayrton Senna, do Rio de Janeiro e do que as cariocas faziam.

Quando ela dava uma pausa nas perguntas, eu gostava de desafiá-la intelectualmente. Um dia, no carro, comecei a testar o conhecimento dela em Geografia:

– Stella, de onde são os espanhóis?

— Da Espanha –, respondeu levantando os ombros como se aquilo fosse a coisa mais óbvia do mundo.
— E os italianos?
— Da Itália.
— E os suecos?
— Da Suécia.
Acho que ela acertou umas dez na sequência até eu perguntar:
— E de onde são os jamaicanos?
— De Cajamar.
Quase bati o carro de tanto rir. Cajamar é a cidade em que minha tia Neiva, queridinha da Stella, morou durante muitos anos e daí a confusão.

Em maio de 2006 comecei a namorar a Thais, uma garota que conheci na faculdade e que hoje é minha esposa.
Posso dizer, sem medo de soar clichê, que ela me fisgou logo no primeiro beijo. É que quando ficamos pela primeira vez, num determinado momento, ela virou o rosto de forma brusca e o fecho do brinco que usava – e que poderia ser considerado uma arma branca –, desprendeu-se da orelha dela e atravessou a cartilagem do meu nariz. Fiquei com um brinco hippie dependurado até a altura do queixo, no meio de uma festa da faculdade, por uns 5 minutos, tateando até entender o que tinha acontecido e conseguir puxar de volta aquela espécie de anzol. Foi amor à primeira isca!
Uns três meses mais tarde, eu a levei a Furnas para conhecer minha família. Pelo histórico da Stella, antevi que ela poderia causar alguma saia justa. Expliquei para Thais que eu tinha namorado por um tempo uma menina

de Furnas chamada Laura, que minha irmã se afeiçoara a ela e que talvez trouxesse o assunto à tona. Mal tínhamos passado pelo portão de casa, Marina, então com treze anos, viu um piercing na orelha da Thais:

– Mãe, eu quero pôr um piercing também.
– Você não vai pôr coisa nenhuma!
"Começamos bem", pensei.

Sentamo-nos no quiosque e então apresentei devidamente minha mãe e minhas irmãs à minha namorada. Stella não falou uma palavra. Puxou uma cadeira, sentou-se ao lado da Thais e ficou a observando fixamente.

Minha mãe e Marina começaram a interrogar a Thais, que ia respondendo às perguntas e vez ou outra fazia um gracejo, dava um sorriso ou uma piscadela para a Stella, que continuava a fitá-la sem desviar o olhar.

Vários minutos de contemplação se passaram até Stella finalmente se voltar para mim e perguntar:

– E a Laura?

A pergunta não me surpreendeu nem um pouco. Inesperada foi a reação da Thais, que caiu na mais sincera gargalhada. Ali eu soube que ela tiraria a Stella de letra.

E foi preciso bastante paciência e perspicácia para dobrar a Stella. No nosso primeiro ano de namoro, minha irmã chamava a Thais de "Ana Marícia". Eu nunca conheci uma Ana Marícia e, até onde se sabe, a Stella também não, mas não importava quantas vezes repetíssemos "o nome dela é Thais!", na oportunidade seguinte ela lançava algo como: "Ana Marícia, você tem quantos primos?", "Ana Marícia, me leva pra passear?". E Thais morria de rir. Ela entendeu muito depressa o que a Stella representava para mim e em pouco tempo minha irmã passou a ter para ela um significado muito parecido.

Nós morávamos em Franca, cada um em uma república e eu vivia dizendo que queria escrever uma música para a Teca, mas, embora eu já tivesse a melodia pronta, só tinha escrito uma frase da letra: "Stella, estrela, estrada enluarada..."

Esse início martelava minha cabeça, mas eu não conseguia passar disso. Eu queria uma canção simples, que tivesse um refrão de todo mundo cantar junto.

Um dia fui buscar a Thais para irmos a um barzinho. Quando cheguei, ela com um bloco de papel e uma caneta na mão me informou que a gente não ia sair: "Hoje você vai escrever a música da sua irmã".

E foi assim que abrimos um vinho – de 8 reais a garrafa; os 2 reais do troco iam para a Neosaldina – e coloquei no papel todas as ideias que surgiram. Coisas de que Stella gostava, coisas que eu sentia sobre minha irmã. Ia ajustando alguns acordes da melodia num violão velho da Thais e ela sugerindo algumas substituições de palavras.

Naquela mesma noite, terminei a música em casa. Na verdade, ficou faltando a última palavra, que eu não conseguia encontrar: "Faz meu coração *pulsar*", "Faz meu coração *vibrar*". Não estava certo. Isso o coração já faz por si mesmo. Eu precisava era de uma prosopopeia – embora eu não lembrasse à época o nome da figura de linguagem. Foi Thais que me veio com a solução. "Faz meu coração *voar*". Era isso. "Stella encanta o mundo inteiro e faz meu coração voar".

STELLA ESTRELA

Tom: E

E   A/E (2x)

E   A9/E
Stella, estrela, estrada enluarada,
E   A9/E
Personagem de um conto de fada,
E   G#m7   C#m7 G#7
Enche a nossa casa de alegria,
       A   B7
Só por nela estar.

E   A9/E
Stella, minha amiga, minha amada,
E   A9/E
Mensagem do céu, abençoada
E   G#m7   C#m7   G#7
Traz no peito o sol de todo dia,
      A   B7
Para iluminar...

A
Estamos na estrada,
     B7
Entre o lugar nenhum e o nada
        E G#m7 C#m7
E onde vai termi------nar?

  A
Ninguém sabe ao certo
    B7
Se demora ou se está perto,
      E G#m7 C#m7
Mas pode espe------rar,
   A   B7   E   B7
Por onde for, eu vou te acompanhar.

  E   A9/E   B7   E
Stella, estrelinha, vem comigo, vem dançar,
   E   A9/E   B7   E
Me traz esse sorriso e esses olhos cor do mar,
   C#m7   A   B7   E
Se alegra com chaveiro e com brinco de balançar,
   C#m7   A   B7   E
Encanta o mundo inteiro e faz meu coração voar

  E   A9/E   B7   E
Stella, estrelinha, vem comigo, vem dançar,
   E   A9/E   B7   E
Me traz esse sorriso e esses olhos cor do mar,
   C#m7   A   B7   E
Se alegra com chaveiro e com brinco de balançar,
   C#m7   A   B7
Encanta o mundo inteiro e faz meu coração…

E   A9/E B7   E
Voar…   (4x)

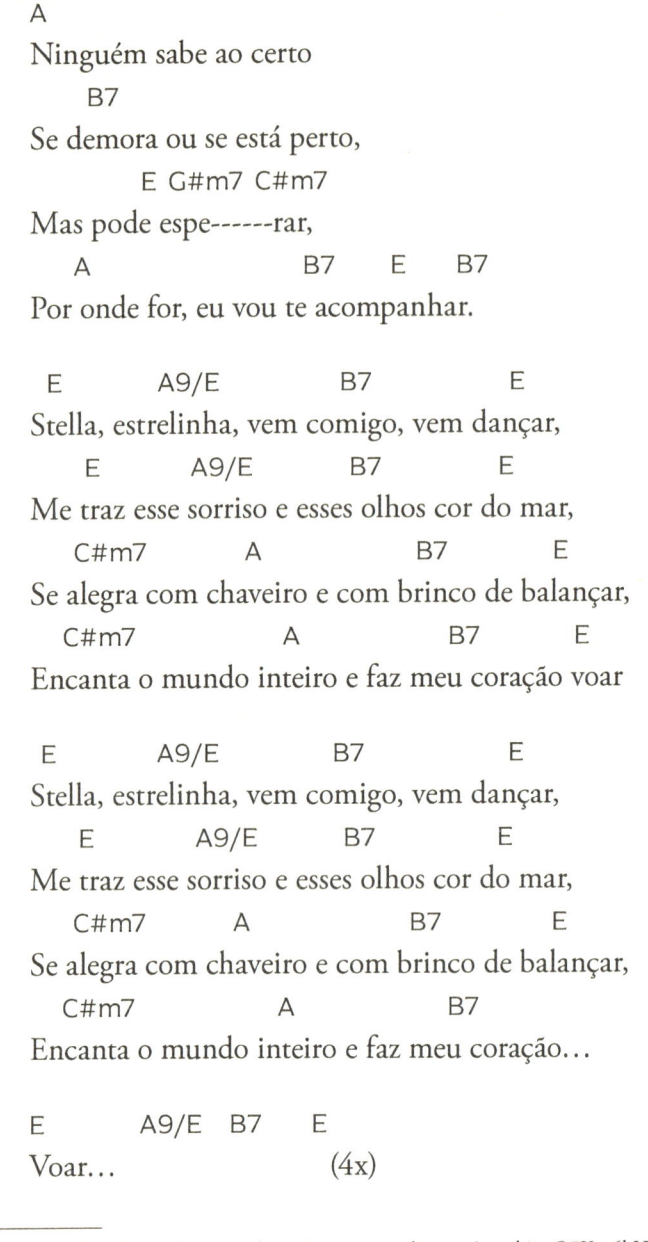

Acesse o clipe da música aqui: https://www.youtube.com/watch?v=O7Yzq6hHtzM

Um belo dia, minha irmã abandonou o "Ana Marícia" e passou a chamar a Thais de Táta. Na faculdade, ela tinha apelido de Tess; eu sempre a chamei de Thá; o pai dela sempre a chamou de Tatá, mas Táta, com ênfase na primeira sílaba, só a Stella. Parava do lado dela, cutucava seu ombro e dizia:
– Táta, no seu casamento eu posso levar a aliança?
Esse assunto não estava nem perto de entrar em pauta.
Nós três nos divertíamos muito. Passávamos bastante tempo juntos na piscina de casa. Stella era muito desconfiada e medrosa. Nunca, em hipótese nenhuma, ela deixava alguém segurá-la no colo flutuando na água. Eu sempre insistia: "Olha aqui como a Thais faz, Stella. É só deitar que eu te seguro. Você não vai se afogar". Mas ela ficava desesperada. Agarrava meu braço e meu pescoço e gritava: "Socorro!".
Um dia, falando bem pausadamente, tentei ser o mais convincente possível:
– Stella, vamos lá. Confia no seu irmão. Eu vou levantar suas pernas bem devagarinho e vou te segurar flutuando na água. Não vou deixar você se afogar.
E para que parasse de me agarrar, pedi para ela colocar as mãos sobre o peito. Só que em vez de cruzar as mãos no tórax, como quem desce um tobogã, ela segurou os mamilos por cima do biquíni com dois dedos, no formato de uma pinça.
Eu e Thais começamos a gargalhar. Quando percebeu que estávamos rindo dela, ela fez uma cara brava e gritou como se eu tivesse pedido para ela algo profano:
– Que nojo!

No dia 16 de agosto de 2014, Stella entrou pela nave da Igreja do Rosário, em Bragança Paulista, cidade natal da

Thaís, num vestido bronze, com um grande laço nas costas, feito especialmente para a ocasião. Caminhou sorridente pelo corredor, enquanto a orquestra tocava a música que fiz para ela e que o maestro Tiago Latanzzi transcreveu para partitura. Chegou à ponta do altar e, ao me entregar as alianças, disse: "Aqui ó". Depois voltou para seu assento e perguntou ao meu pai: "Eu entreguei direitinho?".

Se tivesse perguntado para mim, eu diria: "Entregou, sim, Stella, e foi, sem dúvida, o momento mais emocionante da cerimônia. Mas não deixe a noiva saber disso".

Pensando bem, que bobagem. Tenho certeza de que a Thais diria o mesmo.

HOMEM TEM PIPI

Operei de fimose aos sete anos. A circuncisão em si não foi um problema. Na verdade, achei aquilo tudo muito engraçado: ser carregado na maca até o centro cirúrgico, os médicos todos de jaleco verde e máscara, uma iluminação tão forte que eu não conseguia ficar de olhos abertos. Como a anestesia é local, eles colocam uma cortina na região abdominal para o paciente não ver o procedimento. Em 5 minutos levantei a cortina e fiquei acompanhando o que acontecia abaixo da linha do Equador.

A parte chata é o pós-operatório. Quase um mês para a cicatrização, dor para urinar. A primeira vez que fui ao banheiro, achei que alguma coisa tinha dado errado na cirurgia. Mirei no vaso, mas embora tenham saído uns oito jatos, nenhum acertou o alvo. Tive que fazer xixi no mato pelos próximos trinta dias. Ordens da minha mãe. Nesse tempo usei uma camiseta dos Veteranos de Furnas do meu pai sem nada por baixo. Pelas minhas contas naquele mês tivemos no mínimo uns sessenta eventos em casa. Todos os parentes, todos os amigos, todos os parentes dos amigos e os amigos dos parentes visitaram nossa casa. E eu lá com aquela espécie de camisola num constrangimento sem fim. Mas passou e, exceto por uma tia que insiste em se lembrar do acontecimento sempre que encontra a Thais, aqueles dias difíceis viraram só mais uma lembrança da infância.

Ou não.

Com o agravamento da saúde da Stella, ela passou a fazer uso de oxigênio e minha mãe contratou uma fisioterapeuta pulmonar: a Laís. Como forma de ganhar a confiança da Stella, a fisioterapeuta estabeleceu um momento do atendimento que era só delas, em que poderiam falar dos "segredos" de cada uma. Minha irmã adorou a ideia. Fazia todos os exercícios, ansiando por aquilo.

Um dia, minha mãe sentada na sala ouve o seguinte trecho da sessão secreta da fisioterapia:

– Tia, homem tem pipi, né?

– Ué... tem, Stella! – respondeu a fisioterapeuta, um tanto desconfortável – Como é que você sabe?

– É porque meu irmão operou o dele!

13

O LAÇO MAIS FORTE

Nem todos os clichês de Claudinho e Buchecha poderiam descrever o que era Stella assim sem minha mãe. A relação das duas era poeticamente caótica e de uma interdependência absoluta. Minha tia Toti diz, não sem razão, que Stella era um tesouro bruto e muito raro que só podia ter sido confiado a alguém como minha mãe, capaz de guardá-lo e lapidá-lo.

Num determinado período da vida, quando Stella passava as madrugadas em claro, minha mãe chegou inclusive a desenvolver uma habilidade de respondê-la dormindo. Vez ou outra, a gente escutava a interação das duas:

– Mãe, que dia eu vou passear em Ribeirão Preto?
– Amanhã.
– Jura?
– Ahã.

No dia seguinte, sem nenhum sinal de que iriam de fato para Ribeirão, Stella ficava muito frustrada e minha mãe não tinha nem ideia do porquê!

Numa dessas "conversas" noturnas, Stella perguntou:
– Mãe, eu vou morrer?
– Vai! – minha mãe respondeu e continuou dormindo.
Stella ficou indignada e começou a chacoalhá-la.
– Como assim eu vou morrer, mãe!?!?
É claro que aquelas noites maldormidas cobravam seu preço. Minha mãe vivia exausta, sonolenta. Uma vez, numa das viagens para Altinópolis, enquanto esperava atrás de um caminhão para atravessar um trevo, cochilou e só acordou quando o capô do carro encostou no para-choque do caminhão à sua frente. Por sorte, foi só o susto.

A gente sabia que aquilo era demais para qualquer pessoa, mas minha mãe raramente se queixava. Stella estava sempre bem-vestida, com os cabelos, unhas e dentes bem tratados; passava pelos melhores médicos, psicólogos, educadores físicos, fisioterapeutas, tudo com muito sacrifício da minha mãe, que ainda arranjava tempo para diversas outras atividades, além da filha e do trabalho. Estava sempre às voltas com projetos escolares, feiras de ciências, cursos de aperfeiçoamento e mais tarde com os afazeres da loja e ajudando em questões do município.

Minha mãe nunca cogitou deixar de trabalhar para cuidar exclusivamente dos filhos. O salário do meu pai era suficiente para sustentar a casa, mas ela achava que era importante manter o cargo e ter uma aposentadoria no futuro e assim fazia malabarismos para dividir o tempo entre tantas atividades. A questão da aposentadoria até podia ser importante, mas penso que o trabalho era principalmente uma válvula de escape. Cuidar da Stella era uma tarefa sobre-humana, principalmente no período mais agudo das crises.

Num final de semana que Tio Cileno passou em casa na fase mais crítica de irritação e agressividade da Stella, ele comentou que ela dava tanto trabalho, que qualquer coisa que minha mãe fizesse, qualquer atitude que ela tomasse – um excesso numa bronca, um puxão de orelha – a gente tinha que entender e bater palma. Não dava para condená-la, porque aquilo ia além da capacidade de equilíbrio e de discernimento de uma pessoa.

Lembro que minha prima, Aline, que aguardava o resultado de um concurso público, consternada com aquela situação, se ofereceu para ficar com Stella por quinze dias para que minha mãe pudesse fazer uma viagem e descansar um pouco, o que acabou não acontecendo porque logo em seguida minha prima foi aprovada e convocada para começar a trabalhar.

Por duas ou três vezes, em momentos em que Stella estava muito descontrolada, minha tia Toti chegou a propor à minha mãe que a internasse, mas ela nunca sequer cogitou tal possibilidade. Aliás, numa ocasião, quando estava às voltas com um problema grave na vesícula, ela me confidenciou que seu maior medo era que Stella sobrevivesse a ela e que nós a internássemos. Eu lhe prometi que isso jamais aconteceria; que eu faria qualquer sacrifício para que a Stella vivesse comigo e com a Thais. Eu sei que eu cumpriria essa promessa, mas entendo que para minha mãe, apesar de toda dor, a partida da Stella foi também um alívio, por ter podido acompanhar todo seu arco na Terra.

Sempre que eu propunha à minha mãe entrevistá-la para este livro, ela adiava. Quando finalmente topou, ela explicou que o período que antecedeu a partida da minha irmã foi tão intenso que ela só se lembrava do sofrimento, que sentia que tinha feito pouco pela Stella ao longo da vida e que não tinha certeza se tinha cumprido sua missão.

As fotos e memórias e a opinião das pessoas que puderam conviver com as duas demonstram o equívoco dessa sensação. O sorriso largo da minha irmã em cada viagem, reunião de família, passeio pelo acampamento; os vestidos que minha mãe bordou para tantos aniversários da Teca; tantos médicos que foram consultados, tantos eventos que ela pôde participar, tantos caprichos que foram atendidos, tantos momentos especiais.

Aquela fala me pegou de surpresa, porque a razão maior deste livro é justamente dar meu testemunho dessa missão cumprida. Stella só foi uma estrela de brilho tão intenso por ter tido a mãe que teve. Há milhares de outras *stellas* apagadas por aí, ignoradas pela família, sem o amor que merecem e sem o tratamento adequado. Minha mãe dedicou praticamente todos os anos de sua fase adulta, dos vinte aos sessenta, a cuidar da minha irmã com toda a devoção que a missão exigia e empregou nesse propósito cada um de seus dias, músculos, sístoles e sinapses.

Quando Marina se mudou para Alfenas, para cursar a faculdade, meus pais já tinham se divorciado há quase uma década e eu também já morava fora há muitos anos. Assim que Marina dobrou a esquina, Stella olhou para minha mãe e disse:

– Agora somos só nós duas.

Havia alegria e alívio naquela constatação. Stella amava muito a mim e à Marina, mas acho que na cabeça dela, em boa medida, nós éramos um estorvo.

A partir de então, passamos a saber da maioria das pérolas da Stella só por telefone, quando minha mãe nos contava algo como o seguinte diálogo:
— Mãe, quero ir no banco.
— O banco ali do jardim, Stella?
— Não, o Banco do Brasil.
— Fazer o que lá?
— Aplicação, uai!

Minha mãe tinha que nos contar essas coisas escondida da Stella, que tinha uma mania muito engraçada de não deixar ninguém contar algo sobre ela. Quando percebia que minha mãe ia falar dela, fazia de tudo para tentar impedir: puxava outro assunto, fazia um monte de perguntas sem pé nem cabeça etc.

Um dia, minha mãe estava contando para minha prima Jumara alguma coisa que Stella tinha aprontado e minha irmã ali rodeando e tentando interromper. Quando percebeu que não ia ter jeito e que minha mãe ia chegar no final da história, ela entrou no meio das duas, encheu o peito e gritou:
— Ultragááááááááááááááááááááááz!

Em 2011 minha mãe realizou um sonho de uma vida inteira. Comprou um chalé às margens da represa de Furnas. Ela sempre disse que queria legar aos filhos um lugar de acesso à água. Ela e Stella curtiram muito esse lugar. Minha irmã cochilava no sofá, enquanto minha mãe assava o pão de queijo. Depois comiam, tomando um café preto que a Stella adorava e iam passear de caiaque. Minha mãe vestia o colete salva-vidas na Stella, a posicionava no assento da frente e ia remando no banco de trás. Minha irmã ia sem remo, tranquilona, só contemplando a paisagem e, quando minha mãe parava um pouco para descansar, ainda tinha o atrevimento de olhar para trás e dar-lhe uma bronca:

– Rema, mãe!

Naquele trecho a represa tem quase dois quilômetros de largura e mesmo assim minha mãe e Stella iam até a outra margem e voltavam. Ficavam horas nessa travessia.

Acho que a imagem da minha mãe e da Stella naquele caiaque é a representação perfeita do que foi a relação das duas: uma embarcação pequenininha para enfrentar uma imensidão azul e elas seguindo sempre adiante, alheias às dificuldades, minha mãe no leme indicando o caminho, remando com a garra de quem sabe aonde quer chegar, mantendo Stella sempre à sua frente e quem olhasse e não soubesse do que as duas eram capazes não poderia imaginar que elas chegariam tão longe.

NA AUDIÊNCIA

Minha mãe ingressou com uma ação para conseguir a curatela da Stella. Embora seja um procedimento corriqueiro, a burocracia é grande. Há exames médicos, entrevista com assistente social e, finalmente, audiência de interrogatório com o juiz, para que ele se certifique de que o interditando é realmente incapaz. E, visualmente, a deficiência da Stella não era patente. Estava sempre muito bem arrumada, era articulada, simpática. O advogado temia que o juiz pudesse achar que não era um caso de interdição.

Minha mãe sorriu:

– Pode ficar despreocupado.

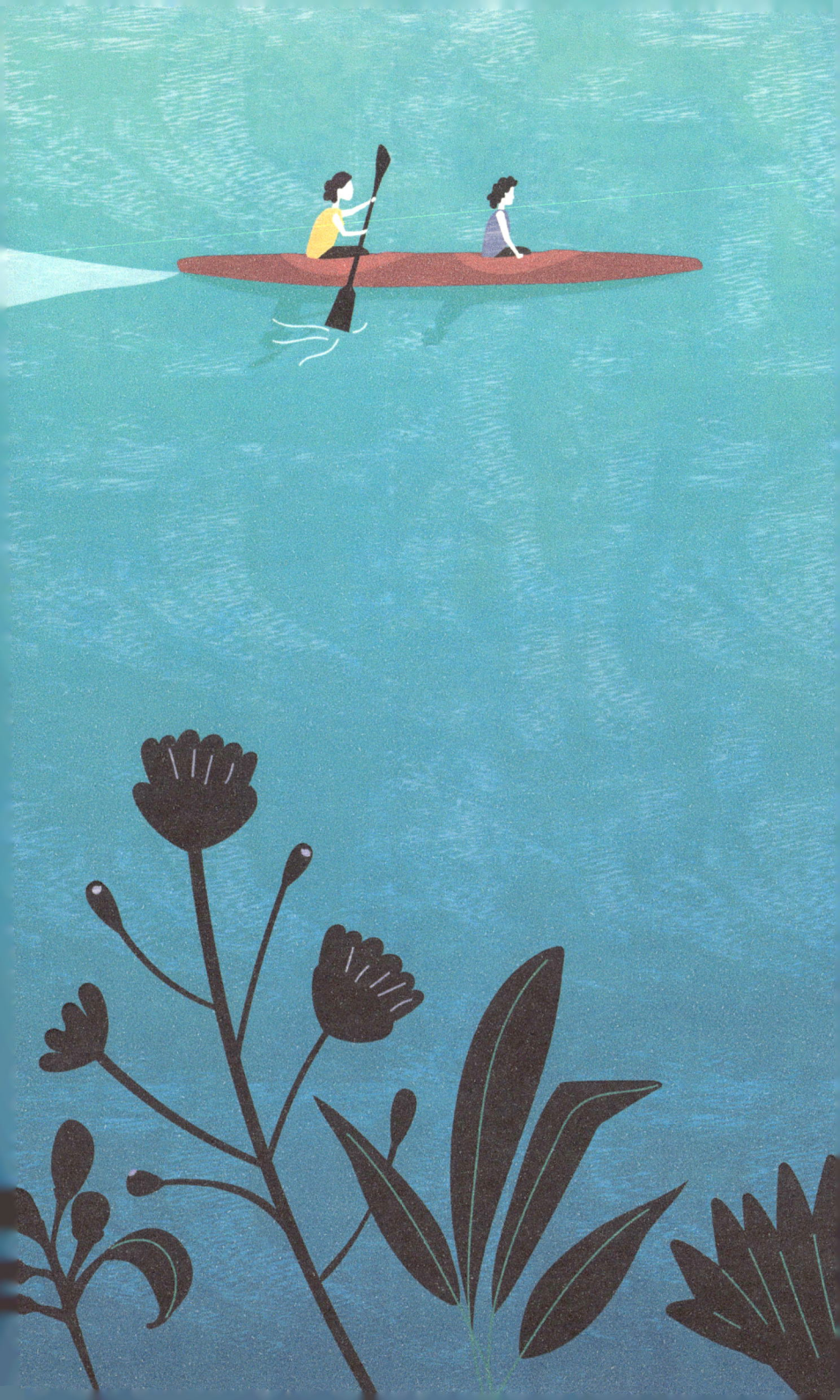

Stella entrou na sala de audiências muito bem-vestida, com uma calça preta e uma blusa azul, cabelo escovado e usando brincos. A sala tinha uma mesa, com seis lugares e os assentos reservados ao juiz e ao promotor. Talvez achando que o lugar lembrava um ambiente de escola, antes mesmo de se sentar, minha irmã pediu:
– Ah, eu quero lápis de cor!
O juiz abriu a gaveta e a vasculhou sem sucesso:
– Stella, eu não tenho lápis de cor. Tenho só caneta. Você quer?
– Quero.
Sem dar a mínima para o que acontecia ao seu entorno, ela se sentou à mesa e começou a desenhar numa folha que o juiz lhe oferecera. Ele, ressabiado, perguntou:
– Stella, qual que é seu endereço?
Ela caiu na gargalhada.
– Não sei!
– Em que cidade você mora?
– Furnas.
– Quem é o presidente do Brasil?
Mais uma vez gargalhou.
– Não sei!
O juiz se preparava para uma nova pergunta quando ela se antecipou:
– Tio, você tem namorada?
– Tenho.
– Como que ela chama?
– Carla.
– Ela é bonita?
– É.

— O que que você faz com ela?

O juiz, atortoado, demorou um instante para responder. Nesse ínterim, ela se levantou foi em direção ao promotor e inquiriu:

— E você, tio, tem namorada?

— Eu não tenho.

— Ah. E primos? Quantos você tem?

Aí o promotor a interrompeu:

— Não, Stella. Nós é que vamos te fazer perguntas.

— Tá bom! Tio, você tem chiclete?

Em algum momento ela se sentou e conseguiram lhe fazer alguns questionamentos. Quem era seu pai, se tinha irmãos, quem era o prefeito de São José da Barra – que é claro que ela não sabia responder. Uma hora ela se encheu daquilo, levantou-se e foi em direção à porta:

— Tchau "pro cês"! – E já foi colocando a mão na maçaneta.

Minha mãe se precipitou para impedi-la, mas o juiz assentiu com a cabeça para que saíssem.

O advogado permaneceu por mais alguns minutos e quando saiu disse à minha mãe que o juiz lhe pediu para que a parabenizasse pela filha tão bem cuidada e divertida.

14

EPÍLOGO

Stella virou uma estrela de verdade no dia 6 de outubro de 2016, após ter brilhado na Terra por exatos trinta e nove anos, dois meses e vinte e um dias, num protagonismo absoluto, embora involuntário. Seu bom humor irresistível, com uma boa dose de rabugice, era sua marca registrada. Quase tudo que ela fazia ou falava virava instantaneamente um "causo" que era contado e recontado sob gargalhadas.

Minha irmã sofreu no fim. E nós, com ela. Mas seria injusto que eu esmiuçasse os meses difíceis que antecederam sua partida, porque aquele período não define sua jornada. Na essência, a vida da Stella foi de muita alegria e incontáveis vitórias amealhadas desde o dia em que nasceu.

Minha irmã sempre teve uma imensa vontade de viver.

– O que você vai pedir pro papai Noel esse ano, Stella?

– Para eu sarar – respondeu num bate-pronto e com uma lucidez que me tirou o chão dos pés. Deve ter sido a primeira vez que a resposta não incluiu "xampu, chaveiro, pulseira ou brinco de balançar", os presentes que a deixavam mais feliz. Exceto por esses penduricalhos, Stella nunca teve amor pelas coisas; só pelas pessoas. Pelos pais e irmãos, primos e tios, pelos Menudos e as Paquitas.

Não sabia fingir, não sabia mentir, nunca fez média com ninguém por conveniência. Não era equipada com desconfiômetro ou papas na língua. Tudo nela era genuíno. Tinha um coração enorme, metafórica e literalmente, que talvez de tanto amor um dia não se aguentou.

Entre tantas recordações da Teca, destaca-se o jeitinho com que ela juntava as duas mãos no peito. Aquilo era a expressão máxima do amor. Como escreveu minha mãe: "Mãozinhas que levaram alianças e que tantas vezes foram instrumento para transbordar a sua pureza numa carícia, num cumprimento, numa despedida ou num chamado urgente".

Ela fazia muita questão de ser feliz e queria atenção e afeto. Cheia de cateteres e ataduras, ela às vezes nos olhava na UTI e perguntava: "Cadê as 'visita'?". Ela sempre teve essas manifestações de amorosidade; de querer dar e receber abraço, beijo; e de pedir desculpas quando achava que tinha feito algo errado.

Mas também era brava, rabugenta, respondona. "Cala a boca, moleque" – talvez tenha sido a frase que eu mais ouvi dela junto com "me respeita que eu sou a irmã mais velha!". "Quero ir embora dessa bosta", gritava sem nenhum constrangimento, fosse no meio da missa ou de uma formatura; e ainda dizia "bem-feito" quando alguém batia o dedinho no pé da mesa.

Penso que é a história da gente que nos molda e sinto que o convívio com a Stella nos transformou em pessoas mais sensíveis, mais tolerantes ao diferente, mais empáticas com a dor do outro e menos céticos também. Afinal, como não acreditar numa força superior quando entre tantos lares, de tantas cidades, de tantas partes do mundo, Stella veio nascer logo na nossa casa e nos brindar com quase quatro décadas de sua incrível presença? Gosto de pensar que de alguma forma fomos escolhidos para cuidar dela e ela da gente.

Na entrevista que fiz com a psicóloga Patrícia, quando lhe perguntei o que emocionava a Stella, ela respondeu sem pestanejar: "A família. Nossa, ela era completamente apaixonada por vocês. Acho que vocês conseguiram proteger a Stella de qualquer coisa que a fizesse sofrer".

Ouvimos coisas parecidas muitas outras vezes, de médicos ao juiz de Alpinópolis, de enfermeiros a professores da Stella e esses relatos são muito alentadores.

Naquele ano, Marina decidiu organizar uma grande festa de aniversário para Stella, com tudo que ela tinha direito. Foi a Passos e comprou numa dessas lojas de festas toda a decoração com tema de Paquitas, desde forminhas de brigadeiro até enfeites para o bolo.

Stella acompanhou todos os preparativos e ficou na expectativa da festa durante semanas. Todos nós embarcamos na empreitada. Eu falei com a família toda para que mandassem videozinhos de parabéns. Thais e Marina conseguiram contato com as ex-paquitas Cátia Miúxa e Letícia Spiller e ambas, generosamente, mandaram vídeos parabenizando minha irmã. Spiller inclusive contou ter ficado tocada com a história da Stella porque tem uma filha de mesmo nome.

Enfeitamos a casa com balões, penduramos fotos de várias etapas da vida da Stella num mural e logo a casa estava cheia de parentes e amigos e mais bolos de chocolate do que a geladeira podia comportar. Foi do jeito que ela merecia. Penso naquele dia como nossa despedida. Um dia de festa e agradecimento. Um dia de fartura de abraços e de sentimentos.

Na missa de sétimo dia da Stella, prometi que não choraria mais ao me lembrar dela. Que só me lembraria dela com alegria. Descumpri reiteradamente essa promessa escrevendo esse livro. Não só porque algumas lembranças são dolorosas, mas principalmente por sentir a cada depoimento, a cada história que ouvi de pessoas que a amavam e que ela amava profundamente, o quanto a vida era mais colorida com ela aqui.

Nada era tão reconfortante quanto chegar a Furnas e ouvi-la gritar "oiiiii" lá de dentro, enquanto corria para a porta para nos encontrar. Caminhava com uma mão balançando o Peposo – seu ursinho de pelúcia – e a outra completamente estática. Sempre desse jeito. Com um sorriso indefectível, parava na porta da cozinha e, quando finalmente nos via, cruzava as mãos sobre o peito como num abraço e dizia: "Que saudade".

Que saudade, Stella!

Mas saiba que aqui caminhamos em paz, sem nenhum ressentimento, porque pudemos te celebrar ao longo da vida, porque você nos preparou para a despedida e porque sentimos, no fundo da alma, que você foi feliz. Seguimos apenas agradecidos pela benção do seu legado, sejam os ensinamentos de humildade e de candura ou as tiradas impagáveis. Eu, por exemplo, sempre digo "bem-feito" quando a Thais bate o dedinho do pé na quina da mesa e sempre respondo "ali ó" sem apontar para lugar nenhum quando ela pergunta onde está a chave do carro. Vou te agradecer sempre por isso!

AGRADECIMENTOS

Agradeço Aline Zero Soares, Márcio José Celestino Faria e Ricardo Garrido, por embarcarem comigo nessa jornada. À minha mãe, meu pai, Marina, Thais, Sara, Tia Neiva, Tio Gilberto, Patrícia Dias, pelas entrevistas enriquecedoras; à madrinha da Stella, Tia Toti, pela entrevista, pela legislação pertinente à inclusão e por outras dicas valiosas. A Sérgio Guedes, pela pesquisa do show do RPM em Ribeirão, a Audir Junior e Luis Fernando, pelos esclarecimentos médicos. A tantas pessoas que cuidaram da Stella ao longo da vida, como Fia Ribeiro, a professora Maísa, a fisioterapeuta Laís, a cuidadora Fátima, os educadores físicos Nelma e Sandro, a enfermeira Carla, em nome de quem agradeço a toda equipe da UTI da Santa Casa de Passos por tratarem a Stella com tanto carinho; a todos os tios, tias, primos, primas e agregados que fizeram a vida da Stella tão mais colorida.

ÁRVORES GENEALÓGICAS

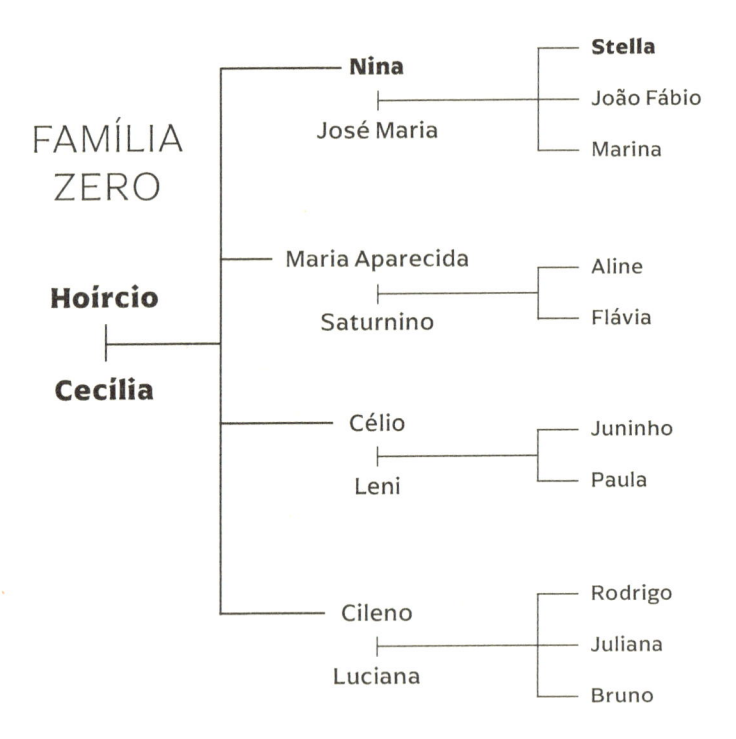

FAMÍLIA ZERO

Hoírcio
├
Cecília

- **Nina** / José Maria
  - **Stella**
  - João Fábio
  - Marina
- Maria Aparecida / Saturnino
  - Aline
  - Flávia
- Célio / Leni
  - Juninho
  - Paula
- Cileno / Luciana
  - Rodrigo
  - Juliana
  - Bruno

FAMÍLIA MORAIS

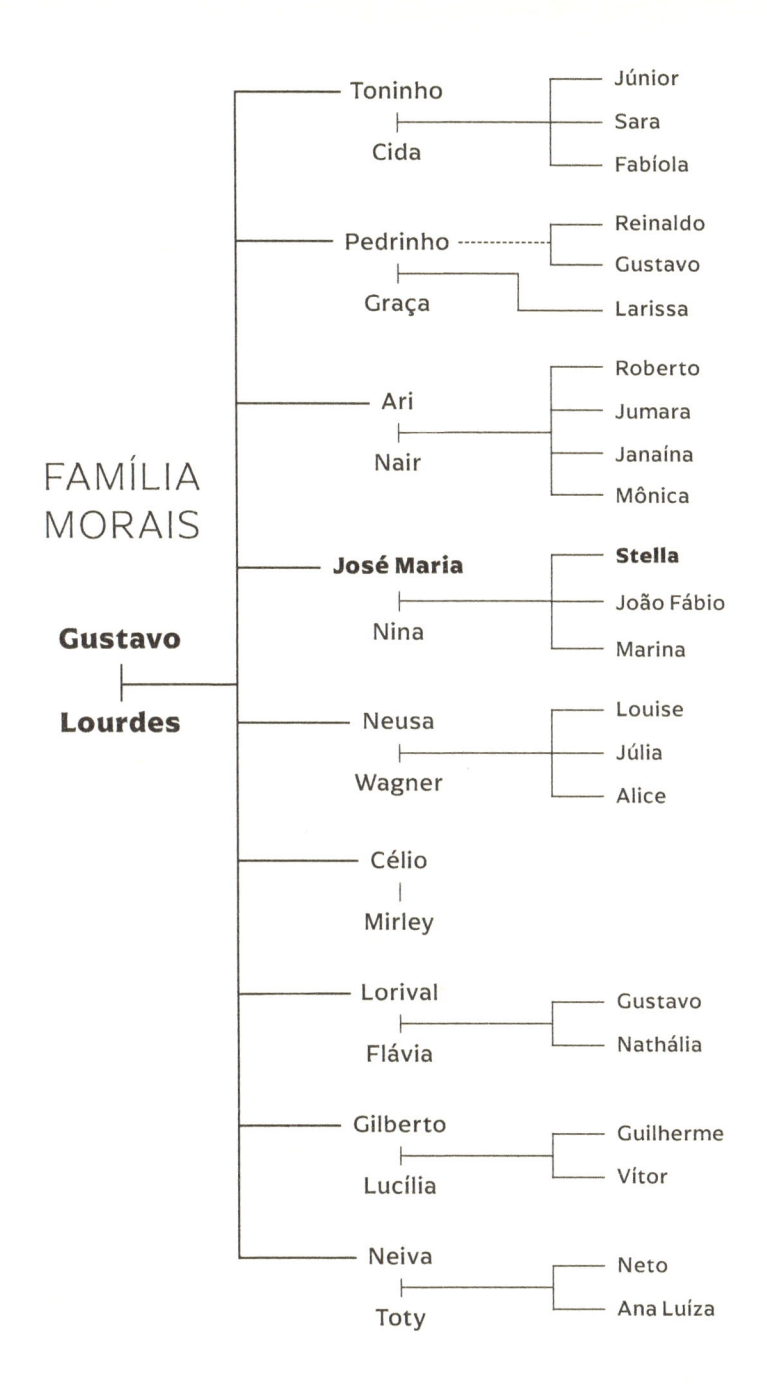

Gustavo
├
Lourdes

- Toninho
  ├ Cida
  - Júnior
  - Sara
  - Fabíola

- Pedrinho ----------
  ├ Graça
  - Reinaldo
  - Gustavo
  - Larissa

- Ari
  ├ Nair
  - Roberto
  - Jumara
  - Janaína
  - Mônica

- José Maria
  ├ Nina
  - **Stella**
  - João Fábio
  - Marina

- Neusa
  ├ Wagner
  - Louise
  - Júlia
  - Alice

- Célio
  │
  Mirley

- Lorival
  ├ Flávia
  - Gustavo
  - Nathália

- Gilberto
  ├ Lucília
  - Guilherme
  - Vítor

- Neiva
  ├ Toty
  - Neto
  - Ana Luíza

Esta obra foi composta em Adobe Garamond Pro 12,3 pt
e impressa em papel Pólen 80 g/m² pela gráfica Meta.